国家级实验教学示范中心

全国高等院校医学实验教学规划教材

供临床、预防、基础、口腔、麻醉、影像、药学、检验、护理、法医、中医等专业使用

人体生理学实验指导

主　编　李光华

副主编　扈启宽　胡淑婷

编　委　（按姓氏笔画排序）

丁　娟（宁夏医科大学）

李光华（宁夏医科大学）

张琳娜（宁夏医科大学）

罗　彦（宁夏医科大学）

周　旭（宁夏医科大学）

胡淑婷（宁夏医科大学）

贺　弋（宁夏医科大学）

聂黎虹（宁夏医科大学）

徐　涛（宁夏医科大学）

陶　虹（宁夏医科大学）

扈启宽（宁夏医科大学）

彭　涛（宁夏医科大学）

科学出版社

北　京

内 容 简 介

全书共有十三章。前四章为生理学实验基础,主要介绍生理学实验基本要求和目的、生理学实验动物、生理学实验基本操作方法和技术、常用实验仪器设备和常用生理溶液等内容。后九章为生理学实验指导,除根据多年教学经验修订了经典实验、改进了实验方法、增加了图表外,还增加了模拟实验和设计性实验内容,以便于开放实验室和增强师生互动。

本书可供医学院校5年制本科的临床、预防、基础、口腔、麻醉、影像、药学、检验、护理、法医、中医等专业学生使用。

图书在版编目 CIP 数据

人体生理学实验指导 / 李光华主编 .—北京:科学出版社,2013.2
国家级实验教学示范中心·全国高等院校医学实验教学规划教材
ISBN 978-7-03-036685-6

Ⅰ.人… Ⅱ.李… Ⅲ.人体生理学-实验-医学院校-教材 Ⅳ.R33-33

中国版本图书馆 CIP 数据核字(2013)第 026800 号

责任编辑:朱 华 / 责任校对:桂伟利
责任印制:徐晓晨 / 封面设计:范璧合

科学出版社 出版
北京东黄城根北街16号
邮政编码:100717
http://www.sciencep.com
北京建宏印刷有限公司 印刷
科学出版社发行 各地新华书店经销
*
2013年3月第 一 版 开本:787×1092 1/16
2018年10月第五次印刷 印张:9 1/4
字数:216 000
定价:29.80元
(如有印装质量问题,我社负责调换)

前　言

当今科学技术的迅猛发展，使得医学领域的知识更新速度加快，对高等医学教育和医学生提出了更高、更迫切的要求。随着医学模式的转变，为社会培养应用型与创新型人才，成为我国医学高等院校人才培养的主要目标。

生理学是一门实践性很强的机能学科，生理学实验是本课程教学的重要组成部分，通过实验教学可以让学生用已学知识来解答或解决未知问题，学会解决一些带有一定综合性的实际问题。因此，实验教学也是培养学生实践能力和创新意识的重要途径。目前，多种手段相结合的教学模式正在蓬勃发展，为适应当前医学教育的发展，根据教育部高教司"全国普通高等教育临床医学专业主要课程基本要求"，我们编写了这本《人体生理学实验指导》。

全书共有十三章。前四章为生理学实验基础，主要介绍生理学实验基本要求和目的、生理学实验动物、生理学实验基本操作方法和技术、常用实验仪器设备和常用生理溶液等内容。后九章为生理学实验指导，除根据多年教学经验修订了经典实验、改进了实验方法、增加了图表外，还增加了模拟实验和设计性实验内容，以便于开放实验室和增强师生互动。为了增加本书的可读性和系统性，我们参考了众多国家级规划教材，力求保持与经典实验和理论知识的一致性。此外，为提供理论和实践相结合的理念，训练大学生综合概括能力，本书在书后的附录中增加了各实验章节的自测题帮助复习，使学生在预习实验时能够针对性地复习相关理论知识，实验结束后又可结合实践进行归纳总结。因此，本书具有一定的创新性。

本书是所有编者辛勤汗水的结晶。他们在肩负繁重教学和科研工作的同时仍能不辞辛苦完成此书，在此对他们的不懈努力表示诚挚的感谢。

由于我们水平有限，恳请广大读者、同行和专家批评指正。

李光华

2013年1月28日

前言

目　录

第一章 绪 论

生理学是一门实践性很强的学科。学习生理学这一门重要医学基础课时，除了应当重视在课堂上学习理论知识外，还应十分重视生理学实验课的充分实践。两者是学好生理学不可分割、相辅相成的重要环节。现代实验教学不仅是传授知识、验证理论，更为重要的是对学生能力、综合素质的培养。因此，教师和学生都应当从思想上和行动上重视实验课程的学习。重视培养学生对实验内容的学习，应本着“三严一实”，即：严肃的工作态度、严格的工作要求、严密的工作方法和实事求是的工作作风，做好“三基”训练，为后期理论和临床实践奠定坚实的基础。

生理学是研究动物及人体机体生命活动（机能）及其规律的科学，因此生理学实验的对象一般都是机能正常的“活体”，而且这种“活体”的特征在动物机体的整体、器官及细胞等不同水平上有不同的表现形式。

生理学实验是一门以人和实验动物为对象（尤其是以实验动物为主要对象）；以实验基本操作技术（包括动物的捉拿、固定、麻醉、插管、手术等）为基础；以现代电子科学技术，特别是计算机生物信号采集处理技术（包括刺激、换能、放大、显示、记录结果及处理等）为主要手段，在经典实验的基础上，增加了综合性实验和设计性实验，加强了实验教学体系的理论教学内容。由浅入深，循序渐进，逐步形成了独特的生理学实验教学体系。而实验动物则成为生理学得以建立和发展的重要工具。生理学的发展和它的每一项新理论的建立都借助于大量的动物实验，并获得了大量实验的支持。因此学习生理学必须亲自做一做实验，才能更好地理解和掌握它的基本理论和基本技能。

生理学实验通过利用一定的仪器设备，采用一定的技术方法，人为地控制某些因素以再现动物机体的某些生命活动过程，或将一些感官难以观察到的内在的、迅速而微小变化着的生命活动展现、记录下来，便于人们观察、分析和研究。

生理学实验方法一般可根据动物的组织器官是在整体条件下进行实验，或将其局部解剖取出置于人工条件下进行实验，分为离体实验方法和在体实验方法。

1. 离体实验方法 离体实验是根据实验目的和对象的需要，将所需的动物器官或组织按照一定的程序从动物机体上分离下来，置于人工环境中设法在短时间内保持它的生理功能而进行研究的一种实验方法。此种方法的优点在于能排除组织或器官在体内受到的多种生理因素的综合作用，从而能比较明确地确定某种因素与特定生理反应的关系。但由于离体实验的实验对象已去除了整体时中枢神经的控制，所以离体实验得出的结论还不能直接判定至整体时的情况。

2. 在体实验方法 在动物处于整体条件下，保持欲研究的器官于正常的解剖位置或从体内除去（拟从反证的角度），来研究动物或某器官生理功能的实验方法。在体实验又可分为活体解剖实验和慢性实验。

（1）活体解剖实验：在动物麻醉（或去除脑髓）情况下，对其进行活体解剖，以便观察组织器官机能在不同情况下的变化规律。这种方法比慢性实验方法简单，易于控制条件，有利于观察它们之间的相互关系和分析某一器官功能活动过程与特点，但与正常功能活动仍有一定差别。

(2) 慢性实验：是使动物处于清醒状态，观察动物整体活动或某一器官对于体内情况或外界条件变化时的反应。在慢性实验前，首先必须对动物进行较为严格的消毒、手术，根据实验目的要求，对动物进行一定处理，如导出或去除某个器官，或埋入某种药物、电极等。手术之后，使动物恢复接近正常生活状态，再观察所暴露器官的某些功能以及摘除或破坏某器官后产生的生理功能紊乱等现象。

慢性实验以完整动物为实验对象，所取得的结果能比较客观地反映组织或器官在正常生活时的真实情况，比离体实验有更大的真实性，但是由于动物处于体内各种因素综合控制下，因此，对于实验结果所产生的原因较难确定。

(3) 急性实验：由于离体作活体解剖实验过程不能持久，实验后动物往往不能存活，故又称为急性实验。急性实验手术无需进行严格地消毒。

第一节　生理学实验的目的和要求

一、实验课的目的和要求

生理学实验课的目的包括：第一，通过实验课使学生能够正确使用生理学实验的基本仪器设备，初步掌握生理学实验的基本操作技术；第二，使学生了解获得生理学知识的基本方法，培养学生初步整理、分析实验所得结果，验证和巩固生理学理论课中基本知识和基本理论；第三，通过生理学实验课逐步培养学生能够客观地对事物进行观察、比较、分析和综合的能力以及独立思考、解决实际问题的能力；第四，为药理学、病理生理学等相关学科实验课的学习以及今后的临床实践和科学研究工作提供必要的基本技能，有利于循序渐进、顺利完成医学院校学生基本技能的培训任务。

为了达到实验课的学习目的，学生在每次参加生理学实验过程中应努力做到以下几点要求：

1. 实验前

(1) 应认真预习实验指导内容，了解实验目的、要求、实验步骤和操作程序。

(2) 结合实验内容，复习有关理论知识，对于本次实验做到心中有数，力求提高实验课的学习效果。

(3) 尝试预测该实验各个步骤应得的结果，并应用已知的有关理论知识予以解释，注意并预测在实验过程中可能发生的误差和原因。

2. 实验时

(1) 认真听取实验指导教师的讲解和观看示教操作的演示，尤其重视教师所指出的实验过程中的注意事项。

(2) 爱惜仪器设备，对贵重仪器，在尚未熟悉其性能之前，不可轻易动用，损坏照价赔偿。实验器材务必陈放整齐、合理使用，充分发挥各种器材应有的作用。尊重和爱护实验动物，节约药品和消耗品，保证实验顺利进行并取得预期效果。实验室内物品一律不得擅自带走。

(3) 实行实验组长负责制,组长统筹实验小组成员在不同实验项目中,轮流担任各项实验操作,力求学生的学习机会均等。实验过程中,组内成员要相互配合,分工明确,各司其职,自始至终认真操作,仔细观察,如实记录,分析思考。结合实验现象提出问题,集体讨论,得出结论。

(4) 按照实验指导中所列出的实验步骤,严肃认真地循序操作,不可随意更改。不得擅自进行与实验内容无关的活动。在以人体为对象的实验项目,应格外注意人身安全。

(5) 在实验过程中遇到疑难之处,先要自己想方设法予以排除。如果一时解决不了,应立即向指导教师汇报情况,要求给予协助解决。

(6) 某些实验项目,由于实验条件或技术操作受到客观限制,只能由教师予以示教,示教实验时,学生虽然没有直接参与实验操作,但应与那些自己操作的实验项目同样认真对待,努力取得应有的示教效果。

3. 实验后

(1) 将实验所用的器械、用具清洗、擦干,整理后回归原位。如果发现器材和设备损坏或缺少,应立即向指导教师报告真实情况,并予以登记备案。临时向实验室借用的器材或物品,实验完毕后应立即归还,并予以注销。

(2) 认真整理实验所得的记录和资料,对实验结果进行讨论。

(3) 认真填写实验报告,按时送交指导教师评阅,并予以记分。

二、实验结果的处理

生理学实验过程中通过科学方法将所观察、检测到的实验结果,进行分析和整理,转变为可定性、可定量的数据和图表,以便研讨其所获得的各种变化的规律。实验所得的结果中,凡属于可以定量检测的资料,如:高低、长短、快慢、轻重、多少等等,均应以法定计量单位和数值予以表达。在可以记录到曲线的实验项目中,应尽量采用曲线来表示实验结果。要求在所记录到的曲线上仔细标写清楚各项图注,使他人易于观察和辨识曲线的内在含义。如应在曲线上的适当部位标注度量标尺及度量单价、刺激开始和终止的标志、时间标志、实验日期及实验名称等等。需要进行统计分析的实验资料,应按卫生统计学中所规定的统计学方法进行处理。

第二节 生理学实验的基本要求

一、生理实验教学基本要求

生理学示教实验或学生自行操作的实验,均要求每位学生写出自己的实验报告。个别的实验项目经指导教师统一规定认可,方得按小组集体写出实验报告。学期开始时,学生应按照教研室的规定,统一使用学校规定的实验报告册,供做每次实验后写作实验报告之用。实验报告应按照指导教师的要求,按时送交给指导教师评审,不得拖延或不交。学期终了时，将全部实验报告册及时送交教研室考核。实验考核时，除实验报告是一重要考查依据外，尚可根据平时每次实验过程中学生的学习态度和现实表现以及实验考查所得成绩、综合评定实验课成绩。按照学校规定，实验课考核成绩不及格者，不得参加生理学考试，并将实验课考核成绩列入生理学考试总成绩中计算，占总分的20%。这些措施均有助于引导师生重视实验课的教与学。

二、实验室守则

(1) 遵守学校纪律。不迟到、不早退；实验时因故必须外出或早退时应及时向指导教师请假，征得同意后方能离开实验室。

(2) 实验时应严肃认真。不得高声谈笑及进行任何与实验无关的活动，应保持实验环境的宁静，参加实验时应穿着实验工作服。

(3) 参加实验者应先熟悉实验仪器和设备的性能及使用要点，而后动手使用，一旦发现仪器和设备故障或损坏，应立即向指导教师报告，以使能及时维修或更换，千万不可私自拆修或调换。仪器和设备不慎损坏时，应及时向指导教师汇报情况，按规章折价赔偿，同时应写出书面检讨，根据情节轻重考虑是否还要进一步给予处分。

(4) 各实验小组的实验仪器和器材各自保管使用，不得随意与他组调换挪用；如需补充增添时，应向指导教师说明理由，经同意后方能补领。每次实验后应清点实验器材用品。

(5) 爱护实验动物，实验后动物及标本要按规定处置。在实验中如被动物抓伤、咬伤，应立刻报告指导老师，进行妥善处理。

(6) 爱惜公共财物，注意节约器材、药品，实验室内物品不得擅自带走。

(7) 保持实验室的整洁卫生，不必要的物品不要带进实验室内。实验结束后，学生应自觉整理好实验仪器设备，将实验盘内器材、药品及时归还准备室。

(8) 做好清洁工作，将实验桌凳收拾干净。实验动物的尸体和废物应放到指定的地点，不得随地乱丢。经指导教师或实验技术人员检查后方可离开实验室。实验室的清洁卫生工作应由各实验小组轮流负责打扫，以保证实验室环境的整洁卫生，及时关闭门、窗、水龙头和电源。

第三节 生理学实验报告的书写

一、实验报告的基本内容

实验报告的基本内容包括：实验题目、实验目的、实验对象、实验步骤、实验结果分析及实验结论。实验器材、注意事项可以省略，而实验步骤除与结果的描述相关外一般可以简单叙述。实验报告应认真写作，要注意文笔简练、条理清晰、观点明确。要注明作者的姓名、班次、组别、实验室、日期等。

二、实验结果

实验结果的显示有多种方法和形式，主要有以下几种。

(1) 波形法：指实验中描记的波形或曲线(如呼吸、血压、肌肉收缩曲线)经过剪贴、编辑，加上标注、说明，可直接贴在实验报告上，以显示实验结果。波形法较为直观清楚，能够客观地反映实验结果。

(2) 表格法：对于计量或计数性资料可以用列表的方式显示。对于原始图形的测量结果也可用表格法显示。表格法反映实验结果清晰明确，便于比较，同时可以显示初步统计分析的结果。

(3) 简图法：将实验结果用柱形图、饼图、折线图或逻辑流程图等方式表示。所表示的内容可以是原始结果，也可以是经分析、统计或转换的数据。简图法可比表格法更直观地显示实验结果。

(4) 描述法：对于不便用图形及表格显示的结果，也可用语言描述。但要注意语言的精炼和层次，注意使用规范化的名词和概念。

三、实验结果的讨论分析和结论

运用所掌握的理论知识，通过分析思考，尝试对实验中出现的现象及结果做出解释。在对实验透彻分析的基础上，应当对该实验项目和观察指标所涉及的概念、原理或理论做出简要小结，并紧扣实验内容得出结论。对实验结果的分析是一项富有创造性的劳动，它在某种程度上可以反映学生的独立思考和独立工作能力。因此，学生在书写实验报告时应严肃认真、谨防抄袭书本或他人作业。若参考课外读物，应注明文献出处，如果在实验过程中出现非预期的结果，由考虑并分析其可能发生的原因，写入实验报告中，请指导教师评阅。

对实验中未能得到充分证实的理论分析，不应当写入结论之中。

四、生理学实验报告的格式及项目

生理学实验报告

专业________________

班级________________

姓名________________

学号________________

实验题目：

实验日期：　　　　　　　　　　实验室气温：

实验组成员：　　　　　　　　　实验指导教师：

实验目的：

实验对象：

实验器材和药品：

实验方法：

实验结果：

结果讨论：

实验结论：

简答题和论述题答案：

（扈启宽）

第二章　生理学实验动物

第一节　实验动物的作用与意义

实验动物，是根据科学研究需要在实验室条件下有目的、有计划进行人工驯养、繁殖和科学培育而获得的动物。实验动物来源于野生动物或家畜家禽，既具有野生动物的共性，同时又有生物学特性明确、遗传背景清楚、表型均一、对刺激敏感性和反应性一致的特点。这些自身特点有利于仅用少量动物就能获得精确、可靠的动物实验结果，并具有良好的可重复性，因而广泛应用于生物学、医学及药学科研与教学。

实验动物可以作为研究机体正常生理生化反应的对象。人为改变实验动物的环境条件，可以使实验动物机体发生生理、生化、组织结构甚至基因表达的改变，这些改变与人体有一定的共性，因此由实验动物获得的实验资料可以为医学、药学研究提供丰富而有价值的参考。

实验动物还是多种疾病的良好模型。由于人类各种疾病的发生、发展十分复杂，要揭示疾病发生、发展的规律，不可能完全在人体上进行，以人为实验对象在道义上和方法学上往往受到种种限制。采用实验动物模拟人类疾病过程，观察药物及其他各种因素对生物体机能、形态及遗传学的影响，既方便、有效、可比性高，又易于管理和操作。在医学基础研究、药物研究及疾病发生与防治手段研究等领域，均具有十分重要的意义。

生理学实验课多以实验动物为对象，通过观察实验动物的基本生理和生化反应，其目的是通过实验使学生逐步掌握生理学实验的基本操作技术，了解生理学实验设计的基本原理和获得生理学知识的科学方法，验证某些讲授过的生理学基本理论，帮助学生理解、巩固和掌握理论知识。更重要的是通过实验，使学生学会科学的思维方法，并掌握一定的技能，提高动手操作能力、发现问题、分析问题和解决问题的能力，培养学生对科学实验的严肃的态度、认真的精神、严谨的工作方法和实事求是的工作作风。

第二节　常用医学实验动物的种类、特点及选择

在生理学实验中，需根据实验目的和要求选用不同的动物。常用的动物有蛙和蟾蜍、小白鼠、大白鼠、豚鼠、家兔、猫和犬等。选择动物的根据是：①尽量选用与人类各方面机能相近似的实验动物；②选用标准化实验动物，即指遗传背景明确、饲养环境与动物体内微生物得以控制、符合一定标准的实验动物；③选择解剖生理特点符合实验目的要求的实验动物；④根据不同实验研究的特殊需要，选用不同种系敏感实验动物；⑤符合精简节约、易得之原则。

实验用各种动物的特点分述如下。

青蛙和蟾蜍：其心脏在离体的情况下能有节律的跳动很久，因此常用于药物对心脏的实验。其坐骨神经-腓肠肌标本可用来观察药物对周围神经、横纹肌或神经-肌肉接头的作用。

小白鼠：适用于动物需要量大的实验，如药物的筛选、半数致死量的测定和安全性实验、药

物的效价比较及抗癌药的研究等。小白鼠也适用于神经系统功能障碍及避孕药实验。

大白鼠:实验需要较大体型动物时选用,如药物的抗炎作用常用大白鼠进行实验,也可用大白鼠直接记录血压或做胆管和高级神经活动实验,还常用于观察药物的亚急性和慢性毒性。常用品种有 Sprague-Dawley 大白鼠、Wistar 大白鼠。

豚鼠:因豚鼠对组胺敏感,并易于致敏,常被用于抗过敏药试验,如平喘药和抗组胺药实验,也常用于离体心脏、子宫及肠管的实验。又因为其对结核菌敏感,常用于抗结核病药的实验治疗研究。

家兔:较易得到且驯服,便于静脉注射和灌胃,在机能学实验中应用较广泛,常用作直接记录血压、呼吸,观察药物对心脏的影响,了解心电图的变化及用于中枢兴奋药、利尿药的实验。也用于药物对肠道平滑肌、子宫的影响,药物中毒及解毒,药物的刺激性实验。由于家兔体温变化较灵敏,也常用于体温实验和热原检测。还适用于避孕药实验。常用品种有新西兰家兔、日本大耳白兔等。

猫:猫的血压比较稳定,故监测血压反应,猫比家兔好,常用于心血管药和镇咳药的实验。

犬:犬是记录血压、呼吸最常用的大动物,如用于降压药、升压抗休克药的实验。犬还可以通过训练使它顺从,适用于慢性实验。如用手术做成胃瘘、肠瘘,以观察药物对胃肠蠕动和分泌的影响,慢性毒性试验也常采用犬。常用品种有杂种犬、比格犬等。

同一类实验可选不同的动物,如离体肠管和子宫试验可选用兔、豚鼠、小白鼠和大白鼠;离体血管试验常选用蛙的下肢血管和家兔耳血管,也可选用大白鼠后肢血管及家兔主动脉;离体心脏试验选用蛙、家兔,也可选用豚鼠;在体心脏试验,可选用蛙、家兔、豚鼠、猫和犬。

第三节 实验动物的编号及性别鉴别

一、实验动物的编号

犬、家兔等大动物可用特殊的铝制号码牌固定在耳上。白色家兔和小动物可用黄色苦味酸染料涂于毛上作标号,编号原则为“先左后右、先上后下”,如图 2-1 所示。用单一颜色可标记 1~10 号,若用两种颜色的染液配合使用,其中一种颜色代表个位数,另一种代表十位数,可编到 99 号。

二、实验动物的性别鉴别

1. 小鼠和大鼠 性别的鉴别要点有三:雄鼠可见阴囊内睾丸下垂,热天尤为明显;雄鼠的尿道口与肛门距离较远,雌鼠则较靠近;成熟雌鼠的腹部可见乳头。

2. 豚鼠 与小鼠和大鼠基本相同。

3. 家兔 雄兔可见阴囊,两侧各有一个睾丸,用拇指和食指按压生殖器部位,雄兔可露出阴茎,雌兔的腹部可见乳头。

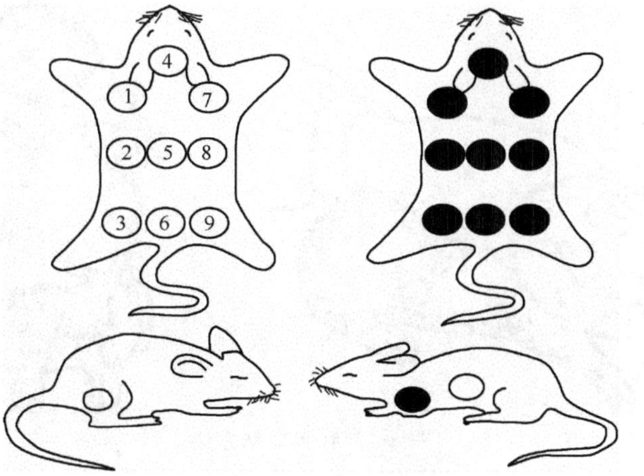

图 2-1　实验动物的编号

第四节　实验动物的捉拿和固定方法

1. 小白鼠　捉拿时先用右手将鼠尾抓住提起，放在粗糙的台上或鼠笼盖铁丝网上，在其向前爬行时，用左手拇指及食指沿其背向前抓住小鼠的两耳和颈部皮肤，将其置于左掌心中，拉直躯干，并以左手的小指和掌部夹住其尾固定在手上。另一抓法是只用左手，先用食指和拇指抓住小鼠尾巴后，用手掌及小指将其夹住，再用拇指和食指捏住其颈部的皮肤。前一方法简单易学，后一方法稍难，但便于快速捉拿给药。取尾血及静脉注射时，可将小鼠固定在金属或木制固定器上(图 2-2)。

2. 大白鼠　实验者应戴帆布手套捉拿，方法基本与小白鼠相同。若大鼠过于凶猛，可待其安静后，再捉拿或用卵圆钳夹其颈部抓取。另外一种方法是：以右手抓住鼠尾，左手戴防护手套或用厚布盖住鼠身作防护握住其整个身体，并固定其颈部，以免窒息死亡。再根据实验需要置大白鼠于固定笼内或绳绑其四肢固定于大白鼠手术板上(图 2-3)。

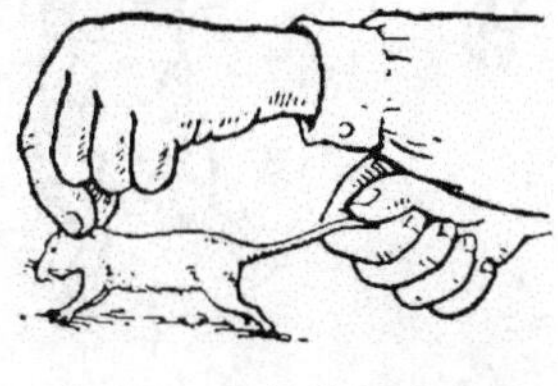

图 2-2　小白鼠捉拿方法

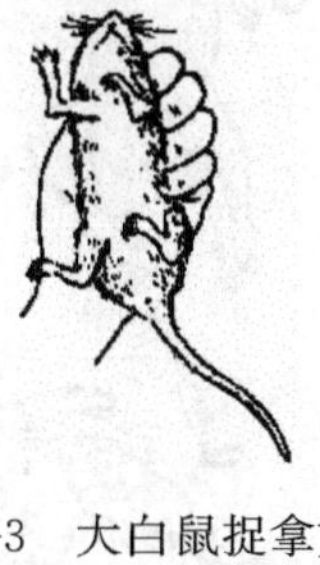

图 2-3　大白鼠捉拿方法

3. 豚鼠　豚鼠生性胆小，故捉取时要求快、稳、准。方法是：先用右手掌迅速而又轻轻地扣住豚鼠背部，抓住其肩胛上方，以拇指和食指环握颈部，对于体型较大或怀孕的豚鼠，可用另一只手托住其臀部(图 2-4)。

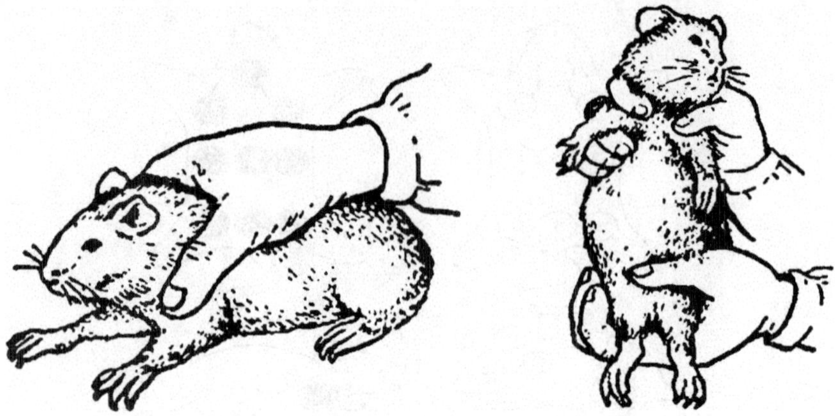

图 2-4　豚鼠捉拿方法

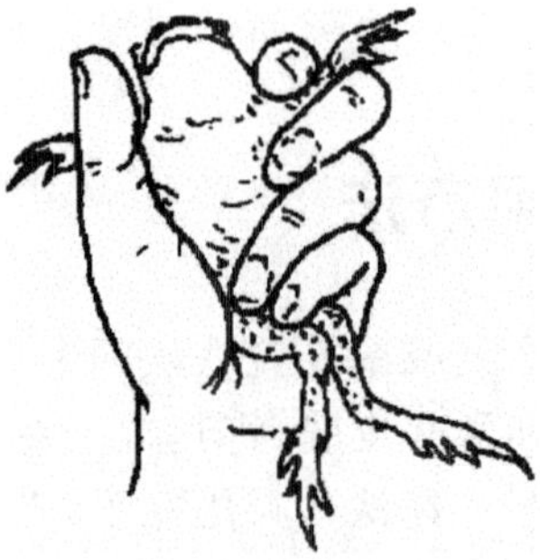

图 2-5　蛙和蟾蜍捉拿方法

4. 蛙和蟾蜍　用左手将动物贴紧在手掌中，并以左手中指、环指(无名指)、小指压住其左腹和后肢，拇指和食指分别压住其左、右前肢，右手进行操作，再用橡皮筋将其四肢固定于蛙板上。抓取时，禁忌挤压两侧耳部的毒腺，以免毒液射入眼中(图 2-5)。

5. 家兔　用手抓起其脊背近颈部的皮肤，抓的面积越大其承重点越分散。如家兔肥大应再以另一只手托住其臀部或腹部，使重量承托于手中，然后按实验要求固定。做家兔耳血管注射或取血时，可用兔盒固定。做各种手术时，可将家兔麻醉后用粗棉绳捆绑四肢，固定在兔手术台上，头部使用兔头固定夹固定或用棉绳钩住家兔门齿固定于兔台的铁柱上(图 2-6，图 2-7)。

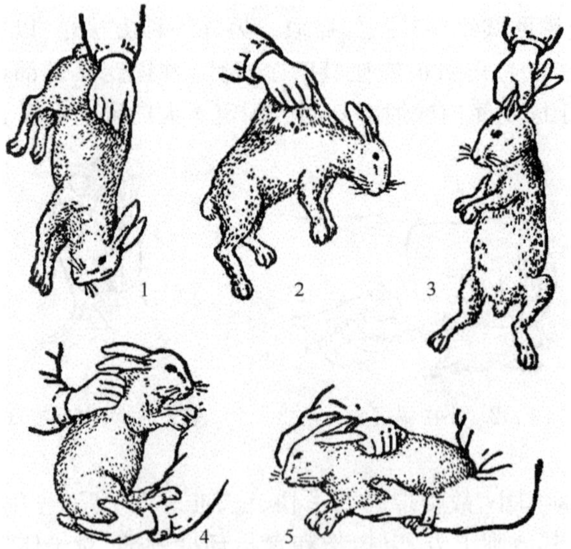

图 2-6　家兔的捉拿方法

1、2、3 均不正确，4、5 为正确的捉取方法

6. 犬　用特制的长柄钳夹住其颈部，套上犬链，然后再按不同实验要求将其固定。犬嘴的捆绑方法：先将棉绳由下而上绕犬嘴在嘴上方打第一个结，再绕到嘴下方打第二个结，最后绕至颈后打第三个结固定。急性实验时，将麻醉的犬置于手术台上四肢缚上绳带，前肢的两条绳带在犬的背后交叉，将对侧前肢压在绳带下面，再将绳带缚紧在手术台边缘的固定螺丝上。下肢做固定后，将头部用狗头夹或棉绳缚其后颈固定之(图 2-8，图 2-9)。

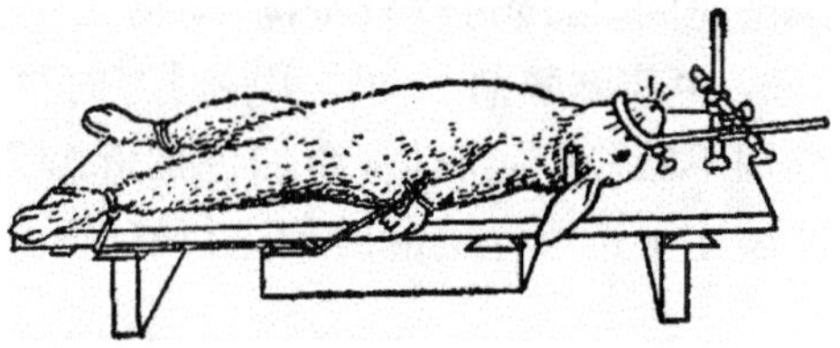

图 2-7　固定台固定兔的方法

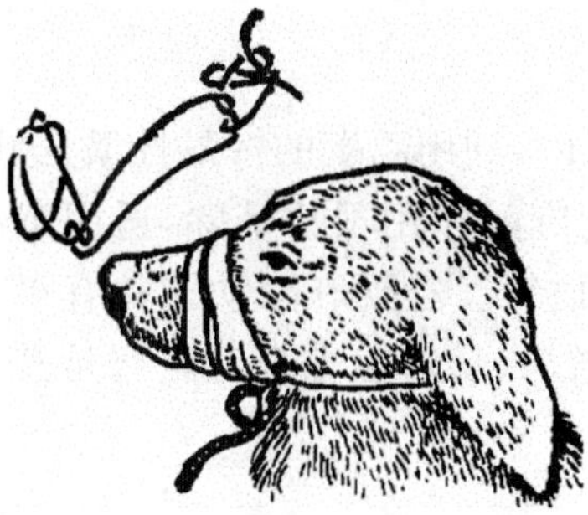

图 2-8　狗嘴的捆绑方法

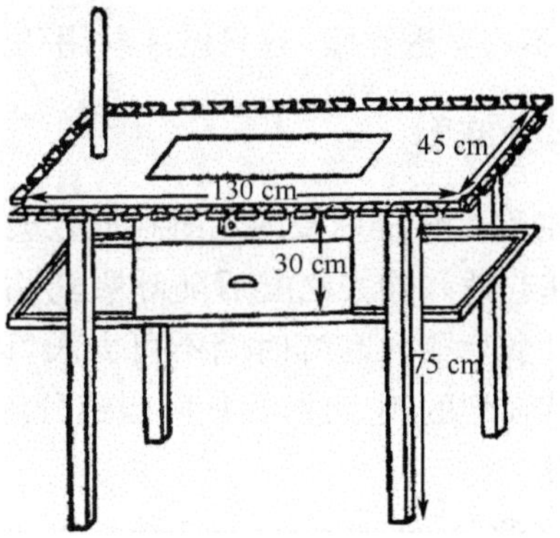

图 2-9　狗手术固定台

第五节　实验动物的麻醉方法

对一些动物实验，特别是需进行手术操作的实验，为减少动物的挣扎，保持安静便于操作，更重要的是保持其机体功能的相对稳定，常对动物采用必要的麻醉。由于动物种属间的差异等情况，所采用的麻醉方法和选用的麻醉剂亦有不同。对不同实验要求和不同种类动物，应选择恰当的麻醉药物和剂量。

一、常用的麻醉剂

动物实验中常用的麻醉剂分为三类，即挥发性麻醉剂、非挥发性麻醉剂和中药麻醉剂。

1. 挥发性麻醉剂　这类麻药包括乙醚、氯仿等。乙醚吸入麻醉适用于各种动物，其麻醉量和致死量差距大，所以安全度大，动物麻醉深度容易掌握，且麻醉后苏醒较快。其缺点是对局部刺激作用大，可引起上呼吸道黏膜液体分泌增多，再通过神经反射可影响呼吸、血压和心跳活动，并且容易引起窒息，故在乙醚吸入麻醚时必需有人照看，以防麻醉过深而出现以上情况。

2. 非挥发性麻醉剂　这类麻醉剂种类较多，包括苯巴比妥钠、戊巴比妥钠、硫喷妥钠等巴比妥类衍生物，氨基甲酸乙酯和水合氯醛。这些麻醉剂使用方便，一次给药可维持较长的麻醉时间，麻醉过程较平衡，动物无明显挣扎现象。但缺点是苏醒较慢。

3. 中药麻醉剂 动物实验时有时也用洋金花和氢溴酸东莨菪碱等中药麻醉剂，但由于其作用不够稳定，而且常需加佐剂麻醉效果才能理想，故在使用过程中不易普及，因而，多数实验室不选用这类麻醉剂进行麻醉。

二、麻 醉 方 式

（一）局部麻醉

常用2%普鲁卡因溶液做皮下浸润麻醉，可用于局部手术，适用于中型以上的动物。该药亲脂性低，不易穿透黏膜，故只做注射用药。

（二）全身麻醉

1. 吸入麻醉 将棉球浸入乙醚在放入玻璃罩内，利用乙醚的挥发性质，经肺泡吸入后，麻醉作用迅速起效。除去乙醚后随呼吸药物代谢麻醉作用很快消除，适用于小白鼠、大白鼠的短时间麻醉。罩内麻醉时间不可太长，以免缺氧。乙醚麻醉初期常有兴奋现象，且因其对呼吸道有强烈的刺激性，而使呼吸道分泌物增加，易发生呼吸道阻塞是其缺点，故使用时应注意观察。

2. 注射麻醉

(1) 戊巴比妥钠：该药具有镇静催眠作用，其机制主要是阻止神经冲动传入大脑皮层，从而对中枢神经系统产生抑制作用。因其对动物麻醉作用稳定，持续时间适中，故一般动物麻醉都可使用。

(2) 氨基甲酸乙酯（乌拉坦）：多数实验动物都可使用，其对呼吸抑制作用小，麻醉作用较弱，持续时间较长。

静脉注射麻醉药时，开始给药的速度可略为快些，即先给予总量的1/3，以求动物能快速、顺利地度过兴奋期。后2/3剂量的给入速度宜慢，且边注射边观察动物生命体征的变化（心跳、呼吸等）。当确定已达到麻醉效果时，即可停止给药，不必急于将剩余的麻醉药全部推入。

三、麻醉效果的判断

动物达到麻醉的基本状态是：肢体肌肉松弛，呼吸节律呈深而慢的改变，角膜反射存在但较为迟钝，躯体自然倒下，此时为最佳麻醉效果。

若麻醉剂量给予不足，动物仍有挣扎、尖叫等兴奋表现时，应观察一段时间，确认动物是否已度过兴奋期，不可盲目追加麻醉药，如需追加麻醉药物，一次不宜超过总量的1/3，且不宜由静脉补充麻醉药，而以腹腔或肌肉注射的方式更为妥当，并密切观察动物是否已达到麻醉的基本状态。

麻醉过量时，实验动物会出现两种情况：一是呼吸、心搏骤停或间断等情况；二是动物全身皮肤颜色青紫，呼吸浅而慢。常用麻醉药物的剂量和用法见表2-1。

表 2-1 常用麻醉药物的剂量和用法

麻醉药	动物	给药途径	给药剂量(mg/kg)	配制浓度(%)	给药量(ml/kg)	维持时间
戊巴比妥钠	犬、猫、鼠	皮下	30	3	1.0	2～4h,中途加 1/5 量可维持 1h 以上,麻醉力强,易控制,呼吸变慢。
			40～50	3	1.4～1.7	
	豚鼠	腹腔	40～50	2	2.0～2.5	
	犬、小白鼠	腹腔	45	2	2.5	
氨基甲酸乙酯(乌拉坦)	犬、猫、鼠	静脉、腹腔、直肠	750～1000	30	2.5～3.3	2～4h,应用安全毒性小,更适用于小动物麻醉。
			1500	30	5.0	
	豚鼠、犬	肌肉	1350	20	1～3ml/只	
	蛙类	皮下、淋巴	2000 100～600mg/只	20	1～3ml/只	
硫喷妥钠	犬、猫、鼠	静脉、腹腔	20～50	2	1.3～2.5	15～30min,麻醉力强,注射宜慢,维持剂量酌情掌握。
	大白鼠	静脉、腹腔	50	1	5.0～10.0	
巴比妥钠	犬	静脉	225	20	1.12	4～6h,麻醉诱导期长,深度不易控制。
	猫	腹腔	200	15	4.0	
		口服	400	10	4.0	
	兔	腹腔	200	5	4.0	
	鼠类	皮下	200	2	10	
苯巴比妥钠	犬、猫	静脉、腹腔	80～100	3.5	2.2～3.3	同上
	兔	腹腔	150～200	3.5	4.3～6.0	

四、麻醉注意事项

(1) 静脉注射速度要慢,同时观察肌肉紧张性、角膜反射和对皮肤夹捏的反应,当这些活动明显减弱或消失时,立即停止注射。配制的药液浓度要适中,不可过高,以免麻醉过深;但也不能过低,以减少注入溶液的体积。

(2) 麻醉时需注意保温。麻醉期间,动物的体温调节机能往往受到抑制,出现体温下降,直接影响实验的准确性。此时常需采取保温措施。保温的方法有:实验台内装灯,电褥,手术灯照射等。无论用哪种方法加温都应根据动物的肛门体温而定。常用实验动物正常体温:猫为 38.6℃±1.0℃,兔为 38.4℃±1.0℃,大鼠为 39.3℃±0.5℃。

(3) 做慢性动物实验时,在寒冷冬季,麻醉剂在注射前应加热至动物体温水平。

第六节 实验动物的给药方法

一、实验动物术前给药途径及方法

给药途径和方法多种多样的,可根据实验目的、实验动物种类和药物剂型、剂量等情况而定。

(一) 蛙(蟾蜍)淋巴囊注射法

蛙的皮下有数个淋巴囊(图 2-10),注入药物后易吸收,一般以腹淋巴囊作为给药途径。注射方法:一手抓住蛙,固定四肢将腹部朝上。另一手持注射器,将注射针头从蛙大腿上端刺入,经过大腿肌肉入腹壁肌层,再浅出皮下进入腹淋巴囊,然后注入药液,因为针刺经过肌层,所以当拔出针头时要注意避免药物漏出。淋巴囊注射每次最大注射量为 1ml。

(二) 小白鼠

1. 灌胃法 在急性实验中,多采用灌胃法。此法剂量准确。灌胃法是用灌胃器将所应投给动物的药灌到动物胃内。灌胃器由注射器和特殊的灌胃针构成。小鼠的灌胃针长约 4~5cm,直径约 1mm,灌胃针的尖端焊有一小圆金属球,金属球为中空的。焊金属球的目的是防止针头刺入气管或损伤消化道。针头金属球端弯成 20°左右的角度,以适应口腔、食道的生理弯曲。

用左手固定小白鼠,使头颈部充分伸直,但不宜抓得过紧,以免窒息死亡。右手持连有灌胃针头的注射器,自口角插入小白鼠口腔,从舌面紧沿上腭进入食管。操作时,如遇阻力不能硬插,应抽出针头重试,以免将灌胃器插入气管造成动物死亡。当有突破感进针顺畅、动物安静、无呼吸异常时,即可注入药液。一般灌胃针插入小鼠深度为 3~4cm,灌注量为 0.2~1.0ml/10g(图 2-11)。

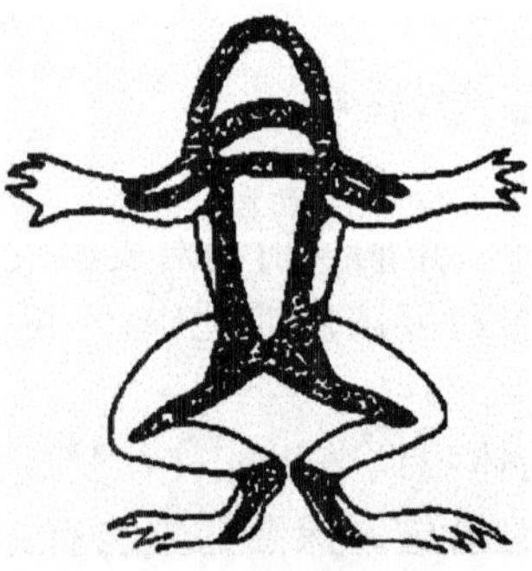

图 2-10 蛙(或蟾蜍)淋巴囊

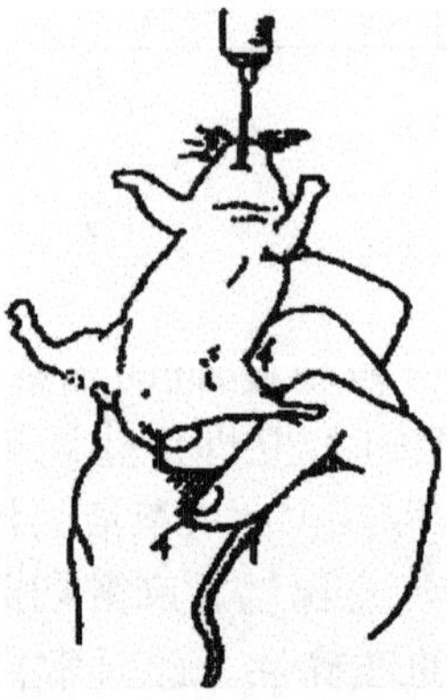

图 2-11 小白鼠灌胃术

2. 皮下注射法 小白鼠皮下组织疏松,常选择其头颈部皮下注射。方法是左手拇指和食指抓住并提起头部皮肤,同时左手环指和小指将小鼠左后肢及背部压在掌下,右手持注射器,自头顶部水平插入皮下,注入药液。一般选用 5 号半针头,不宜采用较大的针头,以免药液由针口溢出。

3. 肌肉注射 选择肌肉发达、无大血管通过的部位,如大腿内侧或外侧。方法是:如前捉拿小鼠,固定其后肢,右手持注射器插入大腿肌肉中,回抽针管如无回血,即可进行注射。选用 5 号半针头,注射一般为每只腿 0.1ml。

4. 腹腔注射　左手抓住小白鼠使其腹部向上。右手持注射器从左下腹(应避开膀胱)向头部方向刺入皮下，进针 2～3mm，再以 45°角刺入腹腔，固定针头，回抽一下无血液和气泡时，可缓慢注入药液。操作时，针头插入不宜太深或太接近上腹部，以免刺破内脏。注射药量 0.1～0.25ml/10g。

5. 尾静脉注射　鼠尾明显可见四条血管，上下两条为动脉，左右两侧为静脉。注射时，将小白鼠置于特制的鼠筒中，尾部露出。鼠尾浸入 45℃左右的温水中 30s，或用 75%乙醇涂擦尾部，使血管扩张。将鼠尾拉直，选一条扩张明显的血管，右手持注射器，针头与静脉平行(小于 30°角)缓慢进针，以左手拇指将针头与鼠尾一起固定，试注射少许药液，若针头确在血管内，则推注无阻力；否则，皮肤隆起发白，应退出重试。注射应从尾尖部开始，假如失败，可逐渐向鼠尾根部上移进行再次注射。一般注射量为 0.05～0.25ml/10g(图 2-12)。

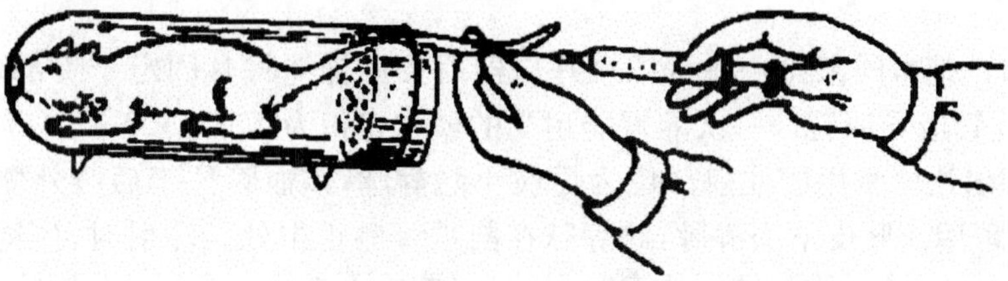

图 2-12　小白鼠尾静脉注射

(三) 大白鼠

1. 灌胃法　方法同小白鼠。注意捉拿动物时，颈部皮肤不宜向后拉得过紧，以免勒住气管。大鼠的灌胃针长约 6～8cm，直径约 1.2mm。灌胃针头插入长度为 3.5～5.5cm。常用量为 1～2ml/100g。用左手固定鼠，右手持灌胃器，将灌胃针从鼠的口腔插入，压迫鼠的头部，使口腔与食道成一直线，将灌胃针沿咽后壁慢慢插入食道，使其前端到达膈肌水平，为防止插入气管，应回抽注射器针栓，如无空气被抽回，即可将药液注入。每次灌胃量为 1～4ml。

2. 腹腔注射法　同小白鼠。常用量 1～2ml/100g。

3. 静脉注射法　麻醉后大白鼠可从舌下静脉给药。清醒动物则从尾静脉给药。操作时，要充分加温使尾静脉扩张，注射才易成功。大鼠每次静脉注射药量为 1ml/100g。

(四) 兔

1. 灌胃法　一人固定兔身和头部，将开口器横贯兔口腔并旋转压住兔舌，另一人选择合适的导尿管从开口器中间的小孔插入食管约 15cm 左右。再将导尿管放入一杯水中，如不见气泡表示已进入胃内，即可将药液缓慢注入，最后注入少量水分，使导管中残留的药液全部灌入胃内。灌毕先将导尿管慢慢抽出，再取出开口器。注药前实验兔应先禁食为宜。为 80～150ml。

2. 耳缘静脉注射法　扶定家兔，选用耳缘静脉，剪去粗毛，用手指轻弹耳壳，使血管扩张，手指压迫该血管上方 (耳根部)，待血管充盈后，取抽好药液的注射器，从静脉远心端刺入血管，如回抽有回血，确定针头在血管内，即可用小动脉夹固定针头，以免滑脱。注射药液时，如推注通畅无阻，并见到血液被药液冲走，表明针头在血管内。如耳壳肿胀、发白，则表明注射在皮下。注射完毕用棉球按住针眼，将针头抽出，并继续按压片刻，以防出血。注射量一般为 0.5～2.5ml/kg(图 2-13)。

(五) 豚鼠

1. 灌胃法 固定动物，灌胃方法与家兔相似。注意导尿管一般插入 8～10cm 即可。因豚鼠上腭近咽部有牙齿，易阻止导管插入，应将其头部和躯干拉直，便于导管避开障碍物而进入食管。豚鼠每次灌胃量为 1.5～2.0ml/100g。

2. 静脉注射法 从耳缘静脉注入，方法同兔耳缘静脉，但注射有时较难成功，必要时在麻醉状态下做颈外静脉或股静脉切开，注入药液。豚鼠每次静脉注射量不超过 2ml。

(六) 犬

1. 灌胃法 基本同家兔。注意插入开口器后要用棉绳将其固定于嘴部。胃管应选用 30cm 的软胶皮管或导尿管。一次灌胃能耐受的最大容积为 200～500ml。

2. 静脉注射法 常用的注射部位为后肢小隐静脉，该血管位于后肢外侧部，由后向外上方走行。也可用前肢皮下头静脉，此静脉在前爪背侧正中处。注射时，先局部剪毛，用手抓紧被注射肢体的上端，使血液回流受阻，此时可看出血管走向，也可在静脉血管的近心端用橡皮带扎紧，使血管充盈，从静脉的远心端将注射针头与血管平行刺入，回抽注射器针栓，如有回血，即可松开橡皮带，用胶布固定，将药液缓慢注入(图 2-14)。

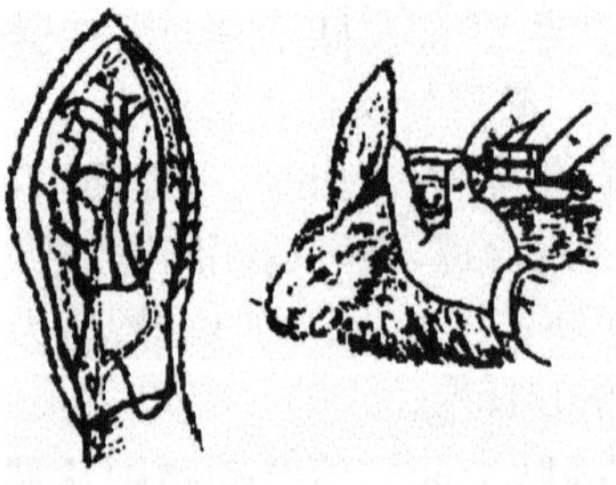

图 2-13 兔耳缘静脉血管分布(左)

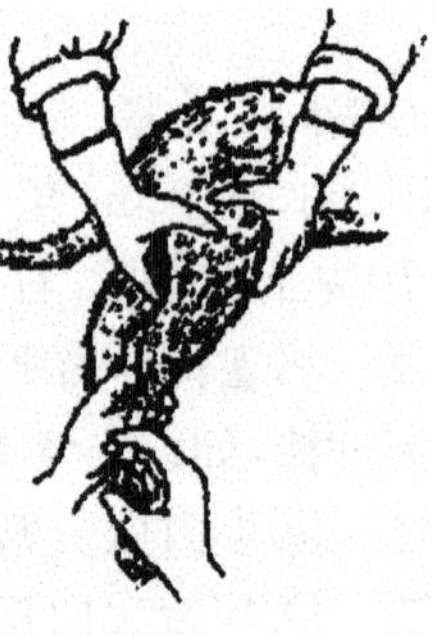

图 2-14 犬后肢小隐静脉注射

3. 呼吸道给药法 粉尘、气体及蒸气或雾等状态的药物或毒气，均需要通过动物呼吸道给药。如实验时给动物乙醚作吸入麻醉、用锯末烟雾制作慢性气管炎动物模型等，特别在毒理学实验中应用更为广泛。

4. 皮肤给药法 为了鉴定药物或毒物经皮肤的吸收作用、局部作用、致敏作用和光感作用等，均需采用经皮肤给药方法。如兔和豚鼠常采用背部一定面积的皮肤脱毛后，将一定的药液涂在皮肤上，药液经皮肤吸收。

5. 脊髓腔内给药法 此法主要用于椎管麻醉或抽取脑脊液。

6. 脑内给药法 此法常用于微生物学动物实验，将病原体等接种于被检动物脑内，然后观察接种后的各种变化。

7. 直肠内给药法 此法常用于动物麻醉。兔直肠内给药时，常采用灌肠用的胶皮管或用 14 号导尿管代替。

8. 关节腔内给药法　此法常用于关节炎的动物模型复制。

二、实验动物用药量的确定

动物实验所用的药物剂量一般按毫克/千克体重(mg/kg) 计算。某种药物对于某种动物的剂量来自于实践。当我们对某种动物需要解决药物的适当剂量问题时,首先应查阅有关资料,如查不到,可先用致死量的 1/10～1/5 进行尝试,也可用其他动物或人的剂量来换算。一般说来,动物的耐受性比人大,因此单位体重的用药量比人要大,可按下列比例换算:假设人的用药量为 1, 小鼠、大鼠为 25～50,兔、豚鼠为 15～20,狗、猫为 5～10。

第七节　实验动物的处死方法

(一) 蟾蜍或蛙类

常用金属探针插入枕骨大孔,破坏脑脊椎的方法处死。将蛙用温布包住,露出头部, 左手执蛙,并且用食指按压其头部前端,拇指按压背部,使头前俯;右手持金属探针由头前端沿线向尾方刺触,触及凹陷处即枕骨大孔所在。将探针由凹陷处垂直刺入,刺破皮肤即入枕骨大孔。这时将探针尖端转向头方,向前探入颅腔,然后水平方向呈扇形搅动,以捣毁脑组织,如探针确在颅腔内,实验者可觉出针在四面皆壁的腔内。脑组织捣毁后,将探针退出,再由枕骨大孔刺入,并转向尾方,与脊柱平行刺入椎管,以破坏脊髓。脑和脊髓是否被完全破坏,可检查动物,若四肢肌肉的紧张性完全消失、呼吸停止,表明已处死。拔出探针后,用一小干棉球将针孔堵住,以防止其出血。操作过程中要防止耳后毒腺分泌物射入实验者眼内。如被射入时,即需立即用生理盐水冲洗眼睛。

(二) 大鼠和小鼠

1. 脊椎脱臼法　右手抓住鼠尾用力向后拉,同时左手拇指与食指用力向下按住鼠头,将脊髓与脑髓拉断,鼠便立即死亡。

2. 断头法　实验者戴上棉纱手套,用右手握住大鼠头部,左手握住背部,露出颈部,助手用剪刀在鼠颈部将鼠头剪掉。小鼠处死法相同。

3. 击打法　右手抓住鼠尾,提起,用力摔击其头部,鼠痉挛后立即死亡。用小木槌用力击打鼠头部也可致死。

4. 急性大失血法　采用鼠眼眶动脉和静脉急性大量失血方法使鼠立即死亡。

5. 化学致死法

(1) 吸入一氧化碳:大、小鼠在一氧化碳浓度为 0.2%～0.5%环境中即可致死。

(2) 皮下注射士的宁,吸入乙醚、氨仿,均可致死。士的宁注射量,小鼠为 0.76～2.0mg/kg 体重,大鼠 3.0～3.5ml/kg 体重。

(3) 氯化钾处死大鼠剂量:25%溶液 0.6ml/只静脉注入。

（三）狗、猫、兔、豚鼠

1. 空气栓塞法 向动物静脉内注入一定量的空气，使之发生空气栓塞而死。当空气注入静脉后，可在右心随着心脏的跳动使空气与血液相混致血液成泡沫状，随血液循环到全身。如进入肺动脉，可阻梗其分支，进入心脏冠状动脉，造成冠状动脉阻塞，发生严重的血液循环障碍，动物很快死亡。一般兔、猫等静脉内注入 20～40ml 空气即可致死。每条狗由前肢或后肢皮下静脉注入 80～150ml 空气，可很快致死。

2. 急性失血法 先使动物轻度麻醉，如狗可用硫喷妥纳静脉注射（20～30mg/kg），动物即很快入睡。将动物置于水池中，用手术刀将颈总动脉和颈总静脉全切断，立即喷出血液。使血管切口处保持畅通，动物数分钟之内即可死亡。采用此种方法，动物十分安静，对脏器无损伤，对采集病理切片标本是一种较好的方法。

3. 破坏延脑法 如果急性实验后，脑已暴露，可用器具将延髓破坏，导致动物死亡。对家兔也可用木槌用力锤击其后脑部，损伤延脑，造成死亡。

4. 开放性气胸法 将动物开胸，造成开放性气胸。这时胸膜腔内负压消失，胸膜腔内压与大气压力相等，肺脏因受大气压缩发生肺萎陷，纵隔摆动，动物可因循环、呼吸衰竭而迅速致死。

（李光华）

第三章　生理学实验基本操作和各种溶液

第一节　常用手术器械

一、蛙类手术器械

剪刀：粗剪刀，用于剪断骨骼、肌肉、皮肤等较硬或坚韧的组织；细剪刀或眼科剪刀，用于剪断神经和血管等细软组织。

圆头镊子：用于夹捏细软组织。

玻璃分针：用于分离血管和神经等。

金属探针：用于破坏脑和脊髓。

锌铜弓：用于检查神经肌肉标本的兴奋性。

蛙心夹：使用时于心脏舒张期将其夹口夹住心尖，另一端通过丝线连于杠杆或张力换能器，用以描记心脏舒缩活动。

蛙板：分为 20cm×15cm 的玻璃蛙板和木制蛙板。木制蛙板上有许多小孔，可用于蛙腿夹夹住蛙腿并嵌入孔内固定；也可用蛙钉将蛙腿固定在蛙板上，以便操作。为减少损伤，制备神经肌肉标木最好在清洁的玻璃蛙板上操作。

二、哺乳类动物手术器械

常用手术器械主要有以下几种(图 3-1)。

手术刀：用于切开皮肤和脏器。常用持刀法有：执弓式、执笔式、握持式、反挑式等。

手术剪：剪开皮肤、皮下组织和肌肉时使用直手术剪；剪毛用弯手术剪；剪开血管做插管时用眼科剪刀。

镊子：夹捏较大较厚的组织和牵拉皮肤切口时使用有齿镊子；夹捏细软组织（如血管、黏膜）用无齿镊子；做动(静)脉插管时，可用弯头眼科镊子扩张切口，利于导管插入。

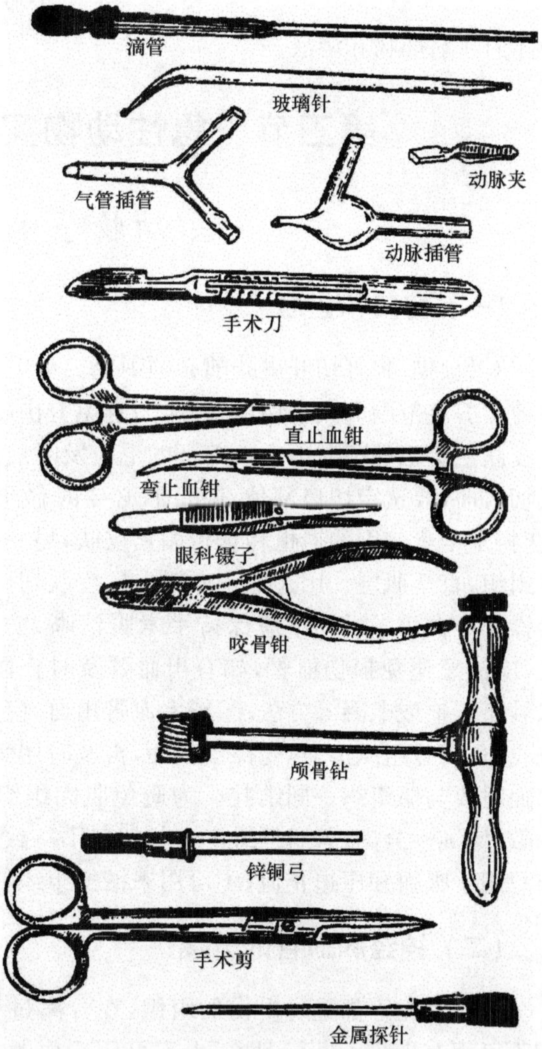

图 3-1　常用手术器械

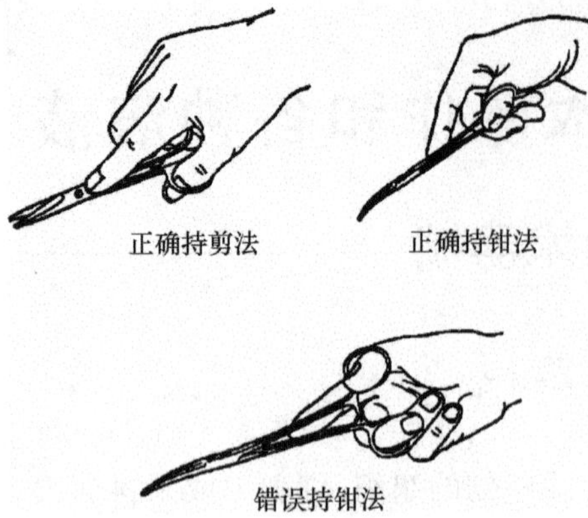

图 3-2　持钳(剪)的方法

止血钳:除用于止血外,有齿钳可用于提拉皮肤;无齿钳用于分离组织;纹式钳用于分离小血管及神经。持钳(剪)的方法见(图 3-2)。

骨钳:用于开颅腔或骨髓腔时咬切骨质。

颅骨钻:开颅时钻孔用。

动脉夹:用于阻断动脉血流;亦可在兔耳缘静脉注射时用于固定针头。

气管插管:急性实验时插入气管,以保证呼吸道通畅。

血管插管:实验时插入血管,另一端接压力换能器或水银检压计,以记录血压,插管管腔内不可有气泡,以免影响结果;静脉插管用于向动物体内注射药物和溶液。

第二节　急性动物实验的基本操作技术

一、动物手术的基本方法

(一) 切口和止血

对兔、猫、狗等切开皮肤前必须剪毛。剪毛用弯头剪毛剪或粗剪刀,不可用组织剪及眼科剪。剪毛范围应大于切口长度,为避免剪伤皮肤,可一手将皮肤绷平,另一手持剪刀平贴于皮肤逆着毛的朝向剪毛。剪下的毛应及时放入盛水的杯中浸湿,以免到处飞扬。施行皮肤切口前,要选定切口部位和范围,必要时做出标志。切口的大小根据实验要求而定。切皮时,手术者一手的拇指和食指绷紧皮肤,另一手持手术刀,以适当力度一次切开皮肤和皮下组织,直至肌层。用几把止血钳夹住皮肤切口边缘暴露手术野,以利于进一步分离、结扎等操作。在手术过程中应保持手术野清晰,防止血肉模糊有碍手术操作和实验观察。因此,应注意避免损伤血管,如有出血要及时止血。止血的方法有:①组织渗血,可用温热盐水纱布压迫或电凝等方法;②较大血管出血,应用止血钳夹住出血点及其周围少许组织,结扎止血;③骨组织出血,先擦干创面,再及时用骨蜡填充堵塞止血;④肌肉血管丰富,肌组织出血时要与肌组织一同结扎。为避免肌肉组织出血,在分离肌肉时,若肌纤维走向与切口一致,应钝性分离;若肌纤维走向与切口不一致,则应采取两端结扎中间切断的方法。干纱布只用于吸血和压迫止血,不可用来揩擦组织,以免损伤组织和已形成的血凝块脱落。

(二) 神经和血管的分离

神经和血管都是易损伤的组织,在分离过程中要细心、轻柔,以免损伤其结构与功能。切不可用有齿镊子进行剥离,也不可用止血钳或镊子夹持。分离时应掌握先神经后血管、先细后粗的原则。分离较大的神经和血管时,应先用纹式止血钳将其周围的结缔组织稍加分离，然后用大小适宜的止血钳沿分离处插入，顺神经或血管的走向逐步扩大，直至将神经血管分离出来。在分离细小的神经或血管时，要用眼科镊子或玻璃分针小心操作，须特别注意保持局部的自然解剖位置，不要把解剖关系搞乱。如需切断血管分支，应采用两端结扎中间剪断的方法。分离完毕后，在神经或血管的下方穿以浸透生理盐水的丝线，供刺激时提起或结扎之用。然后，盖上一块盐水纱布，防止组织干燥；或在创口内滴加适量温液状石蜡（37℃±1℃），使神经浸泡其中。

二、各种插管技术

（一）气管插管术

（1）动物麻醉后，将其仰卧位固定，用剪刀紧贴颈部皮肤依次将手术所需用部位的毛剪去。不可用手提起毛，以免剪破皮肤。

（2）沿颈部下颌至锁骨上缘正中线做一长 5～7cm 的皮肤切口，分离浅筋膜，暴露胸骨舌骨肌。注意：手术刀的用力要均匀，不可因用力过大、过猛而切断气管表面的肌肉组织。

（3）用止血钳插入左右两侧胸骨舌骨肌之间，做钝性分离，将两条肌肉向两外侧缘牵拉并固定，以便充分暴露气管。用弯形止血钳将气管与背侧面的结缔组织分开，游离气管约 7cm，在其下面穿 4 号线备用（穿线时应注意将气管与大血管和神经分开）。

（4）用手术刀或手术剪在喉头下 2～3cm 处的气管两软骨环之间作一倒“T”形切口，气管上的切口不宜大于气管直径的 1/3。

（5）如气管内有血液或分泌物，应先用棉球揩净，再用组织镊夹住气管切口的一角，将气管插管由内切口处向胸腔方向插入气管腔内，用备用线结扎插管，并固定于侧管分叉处，以免“Y”形插管脱落。

（二）颈动脉插管术

（1）麻醉、固定：动物麻醉后固定于手术台上。

（2）选择手术视野、剪毛：在家兔下颌至锁骨处的范围内，紧贴动物颈部皮肤（切记：不可提起动物毛），小心地剪去动物毛，并用生理盐水纱布清理手术范围。

（3）切开颈部皮肤：沿下颌下 3cm 至锁骨上 1cm 处的手术视野内剪开皮肤。及时止血、结扎出血点。

（4）分离颈部浅筋膜：用止血钳钳夹左、右侧缘皮肤切口向外牵拉，以便充分暴露手术视野。用纹式止血钳或剪刀钝性分离浅筋膜，或在筋膜上无大血管的情况下剪开浅筋膜，暴露肌肉层组织结构。注意剪开或切开的浅筋膜，应与皮肤切口的大小一致。

（5）分离肌肉层组织：当剪开浅筋膜后，迅速用直型止血钳夹住浅筋膜，并与皮肤固定在一起向外牵拉，充分暴露肌肉层组织特征。此时不要盲目地进行各种手术操作，应仔细地寻找颈部组织解剖学的特殊体征。在气管的表面有 2 条肌肉组织的走向。1 条与气管走向一致、紧贴且覆盖于气管表面上的胸骨舌骨肌，另 1 条肌肉即是向侧面斜行的胸锁乳突肌。在这 2 条肌肉组织的汇集点上插入弯止血钳，以上下左右的分离方式分离肌肉组织若干次后，即可清晰地暴露出深部组织内的颈动脉血管鞘结构。

(6) 游离颈总动脉：细心分离血管鞘膜，游离颈总动脉表面的各种神经纤维。在靠近锁骨端，分离出 3～4cm 长度的颈总动脉，并在其下面穿入 2 根 0 号线备用。当确定游离的颈总动脉有足够的长度时，结扎远心端的血管，待血管内血液充分充盈后，在近心端先用动脉夹夹住颈总动脉，以便实施插入导管的手术。

(7) 颈总动脉插管：靠近颈总动脉的远心端血管处用医用眼科直剪呈 45°角剪开血管直径的 1/3(注意：血管切口面一定要呈斜切面，不能呈垂直面)。用弯型眼科组织镊的弯钩插入到血管腔内，轻轻挑起血管。此时可见到颈总动脉的血管腔呈现一小“三角口”，迅速沿着此切口准确地插入带三通血管插管约 2.5cm 后，在近心端结扎血管插管、放开动脉夹。利用远心端的结扎线再次结扎插管导管，记录血压信号。

(三) 股动脉插管术

(1) 动物麻醉后固定于手术台上。

(2) 选择手术视野、剪毛：在上述动物的后肢股三角处，紧贴动物皮肤剪去局部被毛，并用生理盐水纱布清理手术范围。

(3) 切开股部皮肤：第一、第二术者手持组织镊轻轻提起两侧皮肤，沿股三角内动脉搏动的走行方向剪开皮肤约 4cm。如出现渗血或出血的情况需要及时止血。

(4) 分离股部浅筋膜：家兔的股部浅筋膜较薄，只要用弯形止血钳采取不断撑开筋膜的方法 1 次或 2 次，即可暴露股三角肌肉层的解剖学特征。而大鼠类动物，切开皮肤后会有一定的脂肪组织涌现，可用弯止血钳钳夹已暴露的脂肪组织，用手术线结扎后剪去多余的脂肪组织。此时可以见到浅筋膜组织(相对透明的结缔组织)，用眼科镊钝性分离筋膜数次，清晰暴露股三角解剖学特征后即可。

(5) 游离股动脉血管：股三角指的是上面以腹股沟韧带为界，外侧面以缝匠肌的内侧缘为界，内侧面以长收肌的内侧缘为界，所形成的一个三角形的区域。在此区域内由外向内分别为股神经、股动脉、股静脉。然而，实际上我们只能见到的是股神经和股静脉。因为股动脉的位置中间偏后，恰恰被股神经和股静脉所遮盖。了解这些解剖学的特征是十分重要的，它可避免盲目地寻找血管，同时只有确认了此部位的血管，才可进行血管导管插入操作。寻找到股三角部位的血管后，要及时判断血管的类别。一般情况下判断动静脉血管的标准有两项：①动脉血管的颜色较为鲜红或淡红色，静脉血管的颜色为深红或紫红色；②动脉血管看似刚劲，有明显的搏动现象，而静脉血管看似单薄、无搏动感。对于小动物，利用眼科镊细心地分离股部血管鞘膜、分离血管间的结缔组织，游离股动脉表面的神经。对大动物则需要借助小号纹式止血钳和配合眼科镊，分离股部血管鞘膜和血管间的结缔组织，游离股动脉表面的神经。在靠近血管远心端的区域分离出 2～4cm 长度的动脉血管，并在其下面穿入 2 根 0 号线备用。当确定游离的股动脉有足够的长度时结扎远心端的血管，待血管内血液充分充盈后再在近心端先用动脉夹夹闭股动脉血管。

(6) 股动脉插管：靠近远心端血管结扎线 0.3cm 处，用医用眼科直剪呈 45°角剪开血管直径的 1/3(注意：血管切口面一定要呈倒“V”形的斜切面，不能呈垂直面)。用弯型眼科镊的弯钩或特制的血管探针准确地插入到血管腔内并轻轻挑起血管，此时可见到动脉血管切口呈现一小“三角口”，迅速沿着此切口准确地插入血管 1.5～2.5cm(小动物)或 2～4cm(大动物),在近心端结扎血管导管、放开动脉夹。

(四) 颈静脉插管术

(1) 动物麻醉后固定于手术台上。

(2) 准备手术视野:在家兔下颌至锁骨处剪去动物被毛,用浸泡过生理盐水的纱布清理手术视野。

(3) 切开颈部皮肤:手术者可用组织镊轻轻提起两侧皮肤,沿离下颌3cm至锁骨上1cm处剪开皮肤约1cm的小口后用止血钳紧贴皮下,向上钝性分离浅筋膜3～4cm,再用医用直剪刀剪开皮肤。用同样的方法向下分离浅筋膜,剪开皮肤3～4cm。手术中注意及时止血和结扎出血点。

(4) 暴露颈外静脉:颈外静脉较浅,位于颈部皮下。当完成切开颈部正中皮肤组织后,只要轻轻提起左侧缘皮肤,用手指从皮肤外将一侧部分组织外转翻起即可在胸锁乳突肌外缘处清晰见到粗而明显的颈外静脉。沿血管走向用纹式止血钳钝性分离浅筋膜,暴露颈外静脉3～5cm,穿2根0号手术线备用。在靠近锁骨端用动脉夹夹闭颈外静脉的近心端,待血管内血液充分充盈后结扎颈外静脉的远心端。

(5) 颈外静脉插管:颈外静脉插管前,先将中心静脉压测定装置的"L"管零点放在与心脏同一水平面,测量插管到右心房入口处的长度,并在插管上用4号线做标记,然后先用动脉夹夹住颈外静脉的近心端,再结扎远心端,使其成为盲管,最后用眼科剪剪开静脉管径的一半,将充满生理盐水的塑料管向心插入静脉内,用细线打一活结,松开动脉夹,将插管向心方向继续插入至标记处,若水柱随呼吸出现相应升降,则示插管已进入右心房入口处。此时用结扎线牢固结扎,并将结扎线于塑料管上再打结固定一次。记录正常中心静脉压。

(五) 股静脉插管术

(1) 动物麻醉后固定于手术台上。

(2) 选择手术视野:在动物下肢股部三角处的范围内,紧贴局部皮肤剪去被毛,并用生理盐水纱布清理手术范围。

(3) 切开股部皮肤:用手指触压动物股部,触其动脉搏动后,手持组织镊轻轻提起两侧皮肤沿股三角内动脉搏动的走向剪开皮肤约4cm,注意及时结扎出血点。

(4) 分离股部浅筋膜:家兔及犬的股部浅筋膜较薄,只要用弯形止血钳采取不断撑开筋膜的方法1或2次,即可暴露股三角解剖学的特征。然而大鼠类动物切开皮肤后会有一定的脂肪组织涌现,可用弯形止血钳钳夹已暴露的脂肪组织,采用手术线结扎方法剪去多余的脂肪组织。此时可以见到浅筋膜组织(相对透明的结缔组织),用眼科镊钝性分离筋膜数次,清晰暴露股三角解剖学特征后即可。

(5) 游离股静脉血管:在股三角区域内由外向内分别为股神经、股动脉、股静脉。对于小动物而言,利用眼科镊细心地分离股部血管鞘膜、分离血管间的结缔组织,游离股静脉表面的神经。对于大动物则需要借助小号纹式止血钳和配合眼科镊分离股部血管鞘膜和分离血管间的结缔组织,游离股静脉表面的神经。直至在靠近远心端的区域,分离出2～4cm长的静脉血管,并在其下面穿入两根0号手术线备用。当确定游离的股静脉有足够的长度时，用动脉夹夹住近心端的血管，待静脉血管内血液充分充盈后再结扎远心端血管。

(6) 股静脉插管：靠近远心端血管 0.3cm 处，用医用眼科直剪呈 45°角剪开血管直径的 1/3。注意血管切口一定要呈斜切面，不能呈垂直面。用弯形眼科组织镊的弯钩或特制的血管探针准确地插入血管腔内，并轻轻挑起血管。此时可见到静脉血管切口呈现一小“三角口”，迅速沿此切口准确地插入血管导管 1.5～2.5cm(大动物)，在近心端结扎血管导管后，再利用远心端的结扎线再次结扎插管导管。

(六) 输尿管插管术

(1) 动物麻醉后固定于手术台上。

(2) 剪去耻骨联合以上腹部的部分被毛。

(3) 在耻骨联合上缘约 0.5cm 处沿腹白线切开腹壁肌肉层组织，注意勿伤及腹腔内脏器官。基本方法是，沿腹白线切开腹壁约 0.5cm 小口，用止血钳夹住切口边缘并提起。用手术刀柄上下划动腹壁数次(分离腹腔脏器)，然后向上、向下切开腹壁层组织 3～4cm。

(4) 寻找膀胱(如膀胱充盈，可用 50ml 的注射器将尿液抽出)，将其向上翻移至腹外，分辨清楚输尿管进入膀胱背侧的部位(即膀胱三角)后，细心地用玻璃分针分离出一侧输尿管。

(5) 在输尿管靠近膀胱处用丝线扣一松结备用，离此约 2cm 处的输尿管正下方穿 1 根线，用眼科剪剪开输尿管(约输尿管管径的二分之一)，用镊子夹住切口的一角，向肾脏方向插入充满生理盐水的输尿管导管，用丝线在切口处前后结扎固定，防止导管滑脱，平放输尿管导管，直到见导管出口处有尿液慢慢流出。

(6) 同样方法插入另一侧输尿管导管。

(7) 手术完毕后，用温热(38℃左右)生理盐水纱布覆盖腹部切口，以保持腹腔的温度。如果需要长时间收集尿样本，则应关闭腹腔。可用皮肤钳钳夹腹腔切口(双侧)关闭腹腔或者采用缝合方式关闭腹腔。

(七) 心导管插管术

心导管插管术通常有 2 种方法，即右心导管插管术和左心导管插管术。经静脉插入导管至右心腔，称为右心导管插管术；经动脉逆行插入导管至左心腔，称为左心导管插管术。现对右心导管插管术和左心导管插管术分别予以介绍如下。

方法 1：右心导管插管术

(1) 选择手术视野：在家兔或大鼠下颌至锁骨上缘的范围内剪去动物被毛，用生理盐水纱布清理手术范围。

(2) 切开颈部皮肤：手持组织镊轻轻提起两侧皮肤，沿距下颌 2cm 至锁骨上 1cm 处剪开皮肤约 1cm 的小口后，用止血钳贴紧皮下向上钝性分离浅筋膜 3～4cm，再用医用剪刀剪开皮肤。用同样的方法向下分离浅筋膜、剪开皮肤 3～4cm，及时止血或结扎出血点。

(3) 暴露颈总静脉：轻轻提起左侧缘皮肤切口，在胸锁乳突肌外缘处可清晰见到颈总静脉的走向。沿血管走向用纹式止血钳钝性分离浅筋膜，暴露颈总静脉 3～5cm。在靠近锁骨端用动脉夹夹闭近心端颈总静脉，血管的远心端穿 1 根 0 号手术线备用，待血管内血液充分充盈后用手术线结扎颈总静脉的远心端。

(4) 颈总静脉插管:测量切口到心脏的距离,并在心导管上做好标记,作为插入导管长度的参考。用液状石蜡湿润心导管表面,降低插管时心导管与血管间的摩擦阻力。靠近远心端血管处用医用眼科剪呈45°角剪开血管直径的1/3,用弯形眼科组织镊的弯钩插入到血管内轻轻挑起血管,此时可见到颈总静脉血管腔,迅速插入心导管约2.5cm后,在近心端结扎血管,放开动脉夹。注意:此时结扎血管的原则是既要保证血管切口处无渗血现象,又要保证心导管可以继续顺利地插入。

(5) 心导管的插入:当将心导管插入到颈总静脉时,需要平行地继续推送导管5~6cm。此时会遇到接触锁骨的阻力,应将心导管提起呈45°的角度后退约0.5cm,再继续插入导管至心导管上所做标记处,插管时出现一种"落空"的感觉,表示心导管已进入到右心室。此时应借助显示器上或记录仪上图形的变化,证实心导管是否已进入右心室。

(6) 心导管的固定:在近心端处重新牢固地结扎血管。在远心端处将结扎血管的手术线再结扎到导管上,起到加固的作用,清理手术视野。

(7) 心导管位置的判断:将血压换能器与三通管连接好,并确认连接牢固,然后打开三通管的阀门,依据计算机屏幕显示的图像和波幅的变化,区别心导管所处的位置。

方法2:左心导管插管术

(1) 麻醉、固定:动物麻醉后固定于手术台上。

(2) 游离颈总动脉:在颈部肌层组织中,寻找胸骨舌骨肌(上、下走行)和胸锁乳突肌(由锁骨向外走行)。在这两条肌肉相互交接处用止血钳将胸骨舌骨肌与胸锁乳突肌分开即可找到颈动脉鞘。用手术器械固定颈部皮肤和牵拉颈部肌肉群,暴露血管鞘内动静脉。其中呈粉红色、有搏动的粗大血管即是颈总动脉。右手持玻璃分针顺着血管走向钝性分离颈总动脉3~4cm,穿2根0号手术线备用,其中1根手术线结扎远心端,近心端用动脉夹夹住,另1根手术线打一松结备用。

(3) 颈总动脉插管:在靠近远心端血管结扎处用左手拇指及中指拉住远心端线头,示指从血管背后轻撬血管,右手持锐利医用眼科直剪与血管呈45°角剪开血管直径的1/3,测量切口到心脏的距离,在心导管上做一标记作为插入导管距离的参考依据。用弯形眼科组织镊的弯钩插入到血管腔内轻轻挑起血管,此时可见到颈总动脉血管腔。右手持心导管以其尖端斜面与动脉平行的向心方向插入动脉内,插入心导管约2.5cm后用手轻轻捏住血管切口部位,放开动脉夹,防止出血或渗血。

(4) 心导管的插入:操作者一手捏住血管切口处,另一手将心导管继续、平行地推送到预定部位。及时打开三通管阀门,保持心导管与血压换能器处于相通的状态。在计算机屏幕上可以看到平均动脉压的曲线图形变化。当心导管到达主动脉入口处时,即可触及到脉搏搏动的感觉,继续推进心导管。若遇到较大阻力,切勿强行推入,此时可将心导管略微提起少许呈45°角,再顺势向前推进,如此数次可在主动脉瓣开放时使心导管进入心室,插管时出现一种"落空"的感觉,表示心导管已进入到心室部位。同时,在计算机屏幕上即可出现心室搏动波形。

(5) 心导管的固定:在近心端重新牢固地结扎血管。在远心端将结扎血管的手术线再结扎到导管上,起到加固的作用。清理手术视野,缝合皮肤。

(6) 心导管位置的判断:将血压换能器与三通管连接好,并确认连接牢固,打开三通管的阀门,从计算机屏幕上可以看到,若心导管进入心室,波幅将突然下降,脉压差别明显加大。

(八) 胃管插管术

1. 小鼠胃导管插管术 用左手拇指和食指抓紧鼠两耳和头部皮肤,用环指和小指将小鼠尾巴压在手掌间,使动物腹部朝上、头部向上有一个倾斜度,使口腔和食管成一直线后,右手把灌胃器(由 2ml 注射器连接钝化的直径为 1mm 的注射器针头构成)从右口角处插入口腔沿上腭徐徐进入食管,在稍有抵抗感觉(此为相当于食管的膈部)时,即可注入药液。灌时如很通畅则表示针头已进入胃内,如不通畅,动物常表现有呕吐动作或强烈挣扎,说明针头未插入胃内,必须拔出,按上述方法重新操作。此种灌注方法要点在于:①固定动物要牢靠,不能随意变动动物的体位;②动物的头部和颈部应保持在一条直线的位置;③进针方向要正确,一般是沿着右口角进针,再顺着食管的方向插入胃内,决不可盲目进针,更不能硬性将导管推入,防止由此将导管送入到肺内造成动物死亡。

2. 大鼠胃导管插管术 大鼠的胃导管插管术基本与小鼠相同,但有几点区别:①灌胃器由 5～10ml 注射器连接钝化的直径为 1.2mm 的注射器针头构成;②大鼠实施胃导管插管术时,需两人相互配合操作;③一次最大注药量为 2ml。

3. 家兔胃导管插管术 家兔灌胃用的导管一般可用导尿管,并最好配以张口器(木制纺锤状木棒,两头细,中间大,并在正中开一个小孔)(图 3-3)。实施胃导管插管术时需两人协作进行。一人取坐位将家兔体夹于两腿之间,左手紧握双耳,固定头部,右手抓住前肢。另一人将张口器横贯于家兔口中,并将家兔舌压在张口器之下,然后取适当粗细的导尿管(14 号),由张口器中央小孔慢慢沿上腭插入食管 16～20cm。导管插入后将其外侧端入口部位放入到含清水的烧杯内。如有气泡出现表明导管插入气管内,应拔出重插;如无气泡出现表明导尿管在胃内,即可将药液注入胃内,并再注入少量空气使管内的药液充分进入胃内,然后拔出导管、取下张口器,一次最大注药量为 3ml。

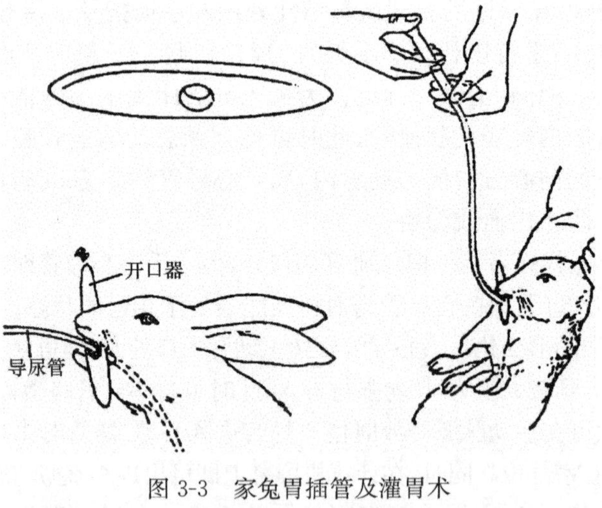

图 3-3 家兔胃插管及灌胃术

第三节 实验标本的采集方法

合理、准确、有效地采集实验动物的体液是医学实验的一个重要环节,有其特殊要求和技术标准，对生理学实验而言，现仅对常用的技术作重点介绍。

一、采　血

1. 小白鼠和大白鼠

(1) 剪尾采血：需血量较少时常用此法。先将动物固定，鼠尾浸在45℃左右的温水中数分钟或用乙醇棉球涂擦鼠尾，使其血管充盈，然后剪去尾尖1～2mm(小白鼠)或3～5mm(大白鼠)，使血液自然流入试管或用血红蛋白吸管吸取。采血结束后，伤口应消毒并压迫止血。此法每只鼠一般可采血10次以上。小白鼠每次取血0.1ml左右，大白鼠可取血0.3～0.5ml。

(2) 眼眶后静脉丛采血：操作者一手固定动物，示指和拇指轻压颈部两侧，使眶后静脉丛充血，另一手持毛细采血管，以45°角刺入内眦部，并向下旋转4～5mm，感觉刺入静脉丛后，再向外边退边吸，当获得所需血量后，松解颈部压力，拔出采血管，以防穿插孔出血。如技术熟练，此法可在短时间内重复采血。小白鼠一次可采血0.2～0.3ml，大白鼠一次可采血0.5ml，如只是进行一次性采血，可采用摘除眼球法。

(3) 股动脉采血：大量取血时常用此法。先手术分离股动脉，用注射器套上针头刺入血管取血。小白鼠一次采血量可达0.5ml，大白鼠可达2ml，操作时防止喷血。此外，还可以采取断头、心脏采血等方法收集血液。

2. 家兔

(1) 耳缘切口采血：先将家兔耳部消毒，用刀片割破耳缘，让血液自动流入容器。采少量血时可用此法，一次可采血5～10ml，可多次反复使用。

(2) 心脏采血法：采血前，将动物麻醉并仰卧固定于实验台上，心前区皮肤剪毛，常规消毒，在第3肋间隙，胸骨左缘3mm处垂直刺入心脏，由于心脏的搏动，血液可自动进入注射器。如无血液流出，可拔出针头后重新穿插，不能左右来回斜穿，以防造成气胸。经6～7d后可重新穿刺，每次可采血20～25ml。

3. 豚鼠

(1) 静脉采血：采少量血时可用此法。经耳缘静脉取血，方法与家兔相同。一次采血量约0.5ml。也可足静脉取血，先将其后腿膝关节伸直，乙醇消毒足背面，找出背中部足静脉后，用左手拇指和食指拉住豚鼠的趾端，右手持注射针刺入静脉，抽出注射器针栓后即有血抽出。

(2) 心脏取血：与兔心脏采血方法类似。注意心脏穿刺位置在胸骨左侧3、4肋间心尖搏动最强处。

4. 犬

(1) 前肢内侧皮下头静脉和后肢外侧小隐静脉采血：此法最常用。由助手将犬固定，采血部位剪毛、消毒，实验者用左手拇指和食指握紧肢体上部或扎紧止血带，使远端静脉充血。右手用接有7号针头的注射器刺入静脉，左手放松，以适当速度抽血，一次可采血10～20ml。

(2) 颈静脉采血：大量或连续采血时可用此法。需分离动物颈外静脉，将导管特殊处理后，固定于动物背部，在长时间(24h)内可多次采集血样本。

二、尿

1. 代谢笼法　此法较常用，适用于小白鼠和大白鼠的尿液采集。代谢笼是能将尿液和粪便分开而达到收集动物尿液目的的一种特殊装置。

2. 导尿法 此法常用于雄性兔、犬。动物轻度麻醉后，固定于手术台上，由尿道插入导管(导管顶端应涂抹液状石蜡)，可以采到无污染的尿液。

3. 压迫膀胱法 此法适用于兔、犬等大动物。将动物轻度麻醉后，实验者用手在动物下腹部加压，动作要轻柔而有力，当外力使膀胱括约肌松弛时，尿液会自动从尿道口排出。

三、消化液样本的采集

收集消化液一般在犬、家兔、猫等较大动物体内进行，可收集唾液、胃液、胰液、胆汁和肠液。这类收集技术的实施均需用手术方法。

1. 唾液 在动物口腔部位，寻找颌下腺、舌下腺，分离沿腺导管，插入极细的聚乙烯导管，即可收集到唾液。

2. 胃液 用胃导管插入方法，插入聚乙烯导管，在导管尾部接一注射器，即可收集到胃液。此法对大、小动物的胃液收集都适用。

3. 胆汁 用手术方法切开腹腔，找到肝脏，轻轻向上翻转，即可见到肝脏与十二指肠连接的结缔组织。其中有一条较粗大的、呈黄绿色的管道即是胆总管。以小号圆针穿入两条结扎线，插入适度粗细的聚乙烯导管，牢固结扎手术线于胆总管管壁上，借助注射器收集胆汁即可。注意大白鼠没有胆囊，不适宜做收集胆汁的观察分析。

4. 肠液 用手术方法切开腹腔，找到预定的肠管，实施肠瘘手术，并将肠导管移至腹壁，用手术缝合线牢固固定，即可收集肠液。

第四节 常用的生理溶液配制

一、生理溶液

在进行组织实验或离体器官实验时，为了维持标本的“正常”功能活动，需尽可能地使标本所处的环境因素与体内相近似，这些因素包括电解质成分、渗透压、酸碱度、温度。

甚至某些营养物质，这样的溶液称为生理代用液或称生理溶液。最简单的生理溶液为0.9%(恒温动物)或0.65%(变温动物)的NaCl溶液，即生理盐水。但生理盐水的理化特性与体液(细胞外液)有很大不同，所以难以长时间维持离体器官或组织的正常活动。因此，S. Ringer研制了能维持蛙心长时间跳动的溶液，称为林格液(又称任氏液)。以此为基础，按工作需要配置成各种生理溶液(表3-1)。这些代用液不仅电解质的晶体渗透压与体液相同，而且几种离子的比例，O_2、葡萄糖的含量以及缓冲能力也与体液相同，用这些代用液能更长久地保持离体组织或器官的功能。

表 3-1　常用实验溶液的成分及配制

基础液成分及浓度	任氏液	拜氏液	乐氏液	台氏液	克氏液	克-亨液	豚鼠支气管液	大鼠子宫液
NaCl(g)	6.5	6.5	9.2	8.0	6.6	6.92	5.59	9.0
20%(ml)	32.5	32.5	46	40	33.0	3.46	27.95	45
KCl(g)	0.14	0.14	0.42	0.2	0.35	0.35	0.46	0.42
10%(ml)	1.4	1.4	4.2	2.0	3.5	3.5	4.6	4.2
$CaCl_2$(g)	0.12	0.12	0.12	0.2	0.28	0.28	0.075	0.03
5%(ml)	2.4	2.4	2.4	4	5.6	5.6	1.5	0.6
$NaHCO_3$(g)	0.20	0.20	0.15	1.0	2.10	2.10	0.52	0.5
5%(ml)	4	4	3	20	42	42	10.4	10.0
NaH_2PO_4(g)	0.01	0.01	—	0.05	—	—	0.1	—
1%(ml)	1	1		5			10	
$MgCl_2$(g)	—	—	—	0.1	—	—	0.023	—
5%(ml)				2			0.45	
KH_2PO_4(g)	—	—	—		0.162	0.16	—	—
10%(ml)					1.62	1.6		
$MgHSO_4 \cdot 7H_2O$	—	—	—		0.294	0.29	—	—
(g)10%(ml)					2.94	2.9		
葡萄糖(g)		2.0	1.0	1.0	2.0	2.0	—	0.5
pH			7.5	8.0				
蒸馏水	加至1000ml	加至1000ml	加至1000ml	加至1000ml	加至1000ml	加至1000ml	加至1000ml	加至1000ml

二、生理实验学实验溶液的成分及配制

生理实验学实验或科学研究经常配置多种溶液，作为代用溶液，以维持动物的生理状态。但是这些代用液不宜久置，故一般临用时配制。为方便配制，最好事先配好代用液所需的各种成分较浓的基础液，临用时按所需量取基础液置于瓶中，加蒸馏水到定量刻度即可。在加入电解质成分时，应当注意的是，如配制时溶液中要求有 $NaHCO_3$ 或 NaH_2CO_3，而又需加入 $CaCl_2$ 时，则前两种盐都必须事先完全溶解而且充分稀释后，方可一面搅拌一面逐滴加入 $CaCl_2$，否则易产生 $CaCO_3$ 或 $Ca_3(PO_4)_2$ 沉淀物，使溶液混浊。葡萄糖应在临用时加入，因为含有葡萄糖的溶液不能久存。

（张琳娜）

第四章　生理学实验仪器

第一节　生理学实验常用装置

一、电　　极

在检测生物电或进行电刺激时，电极是仪器系统与生物体连接或耦合的环节。根据对实验的精确度、结果的可重复性等要求的不同，电生理学中用的电极种类也不同。

(一) 金属宏电极(普通电极)

由银、铂、镍、不锈钢或钨制成的针形或片状电极，它们一般电阻很小，制作也简单。由于其尺寸一般是毫米级的，为了与微米级尺寸的“微电极”区别，一般被称为“宏电极”。由于其形态、功用及附属结构的不同，又有许多具体的名称。根据用途区分，用于刺激的“宏电极”，简称为“刺激电极”；而记录用的“宏电极”，则称为“记录电极”或“引导电极”。根据形态分，有“针形电极”、“同心圆电极”、“片状电极”等。带有保护固定结构的称为保护电极；贴在组织或皮肤表面的称为表面电极；埋藏在组织中的称为埋藏电极。这些电极的材料一般应具有抗氧化、不腐蚀组织、具有生物惰性和电极电位小的特点。电极作记录用时一般外部有屏蔽层，以减少干扰。

普通金属宏电极由于制作容易、使用方便，是生理学实验中的常用装置。但是在刺激时间很长的慢性实验中不适用。因为，在电流作用下，离子由电极进入组织，可产生毒性作用。在记录直流信号时，由于形成电极电位，影响实验结果。而在做细胞内记录时，需使用尖端尺寸比细胞还小的微电极。因此，在一些要求较高的科研实验，做精确记录时，必须使用一些更为复杂的电极。这里对于乏极化电极(包括甘汞电极和氯化银电极)，以及微电极作一简要介绍。

(二) 甘汞电极

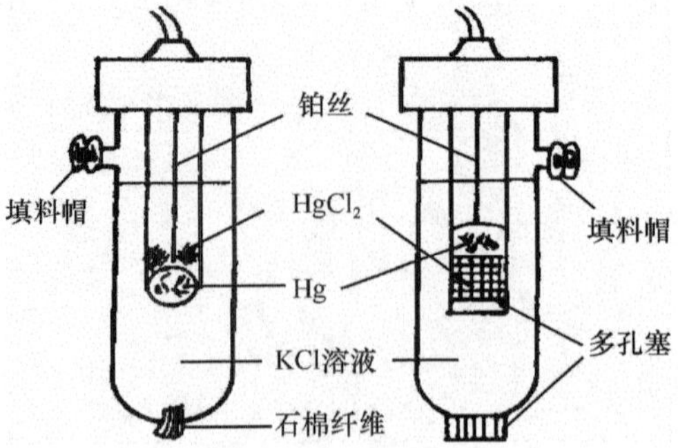

图 4-1　甘汞电极

甘汞电极是用途很广的标准电极，它是由金属、非溶性金属盐及含有与非溶性金属盐同种阴离子的可溶性盐或酸组成的电极。如 $Hg/HgCl_2$，KCl 溶液。如果用它作为阳极，则从组织来的阴离子，特别是 Cl^-，就积聚在电极上而形成 $HgCl_2$。如果用它作为阴极，则发生相反的反应。这样，电极从定性的角度来讲，没有改变。甘汞电极有时也称乏极化电极(图 4-1)。

甘汞电极的配对：将两个甘汞用1个0.9%NaCl溶液盐桥联结起来。然后加上小的直流电(不超过1mA)通过电极，并且在通电一定时间后变换电流方向。经过这样处理以消除电极间的电压。在储存时，成对的电极应加以短路。

(三) 氯化银电极

Ag/AgCl电极的原理与甘汞电极类似，在银电极表面用电化学方法镀上一薄层氯化银(电极厚度的10%～25%)。它比甘汞电极容易制作，占空间较小，使用方便。Ag/AgCl电极具有不易极化的性能，它比纯金属电极具有更小的电噪声，在低频范围内尤其如此。制备好的电极要避免见光、干燥和摩擦。因此，最好把它储存在内充0.9%NaCl溶液的不透光的容器内。使用时，电极通过液体或琼脂小桥或凭借透析纸与组织相连。

Ag/AgCl电极可以在实验室用电镀法制备，这种方法便于根据需要对电极造型。在制备过程中，被镀银电极表面不应有凹陷或电流难以达到之处。引线焊点应认真清洗干净，并应当用树脂材料绝缘密封，严防在电镀或使用中因电解液渗入焊点而引起极化或腐蚀。制作时先用细砂纸打磨电极表面，然后用脱脂棉蘸金刚砂粉，沿单方向摩擦电极表面，最后用乙醇、乙醚和蒸馏水彻底清洗。电镀时，应将欲制备的电极对并联接在一起作为阳极，另用一面积更大的高纯度银板(或石墨)作为阴极，二者均插入0.1mol/L的盐酸电镀液中，并分别接至可调恒流电流的正负端。电流密度和氯化银沉积量，可分别按0.1～1mA/cm^2计算和控制。所用电流密度愈小，电极最后电阻也愈小。在电镀过程中，电极的电阻开始时迅速增加，几分钟到几小时之后又会有相当程度的减少而表现出纯粹的欧姆电阻的性质。为使氯化银薄层在金属银上附着牢固，可在按算得的时间和规定的极性电镀1次后，更换外电源与极板连接的极性，再次通电，重复3～4次。但最后一次通电时，必须保持与规定的极性一致。由于氯化银不宜长期暴露于强光之下，故电镀过程宜在暗箱内进行。

(四) 微电极

微电极有金属和玻璃两类，其电学性质不同，适用范围也略有差别。金属微电极是一种高强度金属细针，尖端以外的部分用漆或玻璃绝缘。金属电极丝由不锈钢、铂铱合金或碳化钨丝在酸性溶液中电解腐蚀而成，有多种成品可供选择，其缺点是微电极的几何形状与绝缘状态难以保持一致。玻璃微电极由用户根据需要用硬质毛细管拉制而成。用于测量细胞内静息电位和动作电位时，其尖端需小于0.5μm；用于测量细胞外活性区域非活性点电位时，其尖端可为1～5μm。图4-2A所示为单管玻璃微电极的结构示意图。在电极的粗端插入银-氯化银电极丝作为电气连接。玻璃微电极尖端内的电解液，与被测组织液之间形成了液体接触界面，界面的两侧离子迁移率和浓度不同，可以形成电位差。另一方面，由于电极尖端内径极小，因此形成高电极阻抗。通常选用3mol/L KCl溶液灌注玻璃微电极，用以减

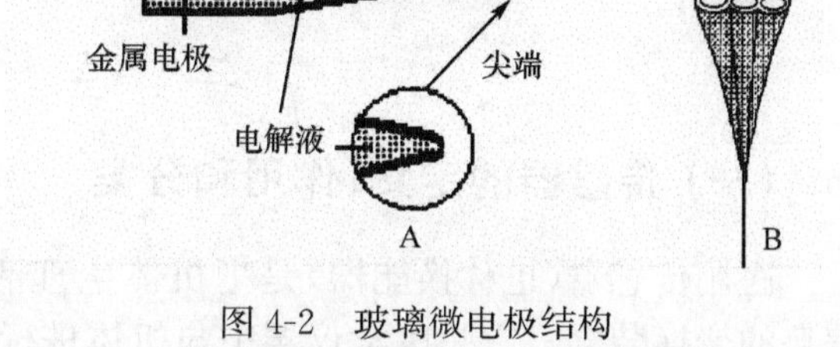

图4-2　玻璃微电极结构

A. 单管玻璃微电极；B. 多管玻璃微电极

小电极阻抗。

玻璃微电极可做成多管式，如图 4-2B 所示。多管玻璃微电极主要用于观察在药物作用下的细胞生物电活动，是研究中枢功能与物质传递的重要手段。其优点在于药物直接作用在较小范围，药物用量及其作用时间均可精确测定。多管微电极由记录管、药物管和对照管等三部分组成。记录管用以观察细胞电活动，其作用与单管微电极相同。药物管用以向被观察细胞邻近的极小范围内，通过微电泳法导入离子化药物。为避免管内高浓度药物不至于因浓度差而向脑组织液中弥散，药物管在不导出药物时，需加以与导出药物时极性相反的滞留电流，其大小常为毫微安的量级。然而，滞留药物的电流将会导出同药物离子极性相反的非药物离子（例如溶液中的 Cl^- 离子等），以致破坏被观察细胞附近局部组织的电中性。对照管的一个作用是保持被观察细胞局部环境的电中性，方法是由它导出为达到电中性目的所需极性和数量的离子，如 Na^+ 离子。它的另一作用是与微电泳药物的效应相对照。当被观察细胞出现阳性反应时，为确定此反应是药物而不是电流的作用，需借对照管所灌注的、不全引起被观察细胞阳性反应的离子，通进与导入药物同样大小的电泳电流。

（五）液体离子交换剂膜微电极（简介）

液体离子交换剂膜微电极用来测量细胞内 Ca^{2+}、Mg^{2+}、Cl^- 和 K^+ 离子的活度。图 4-3 所示为各种液体交换剂微电极结构。这些电极中，液体离子交换剂介质都放在硼硅酸玻璃细管的尖端。图 4-3A 的内参比溶液充满内玻璃细管，电极电阻因此可减小很多。图 4-3B 的 Ag/AgCl 电极与液体交换介质直接接触，图 4-3C 为液体离子交换微电极，图 4-3D 为组合型微电极。

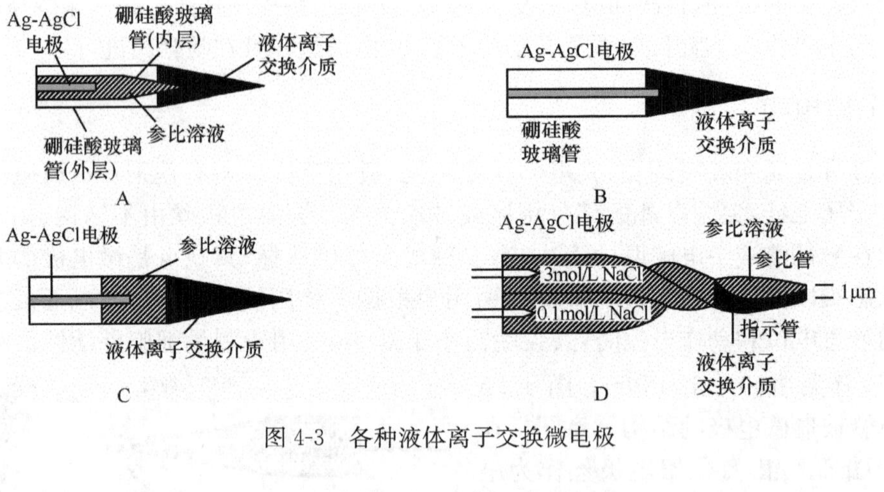

图 4-3 各种液体离子交换微电极

二、传 感 器

（一）传感器的定义、作用和分类

医用传感器（也称换能器）是把机体生理活动的信息转换成与之有确定函数关系的电信息的变换装置。它是医学仪器中与机体进行直接耦合的环节，其功能是把机体生理信息拾取出来，以便进一步实现传输、处理和显示。

医用传感器按传感信息工作原理的不同，可分为物理型、化学型及生物型三大类。

(1) 物理型传感器：是利用物理性质制成的传感器，如利用金属、半导体在被测信息作用下引起的电阻值变化的电阻式传感器；利用磁阻随被测量变化的电感、差动变压器式传感器；利用压电晶体在被测量力作用下产生的压电效应而制成的压电传感器；利用半导体材料的压阻、光电和霍尔效应制成的压力、光电和磁敏传感器等。

(2) 化学传感器：能把人体内的某些化学成分、浓度等转换成与之有确定关系的电信号。它是利用某些功能性膜对特定成分的选择作用把被测定成分筛选出来，进而用电化学装置把它转换成电信号。如用离子选择性电极测量钾、钠、钙等离子，利用气体选择电极测定氧分压和二氧化碳分压等。

(3) 生物传感器：是利用某些生物活性物质所具有的选择性识别待测生物化学物质的能力而制成的传感器，是一种能从分子水平识别物质的传感器。

(二) 压力传感器

1. 用途和原理 压力传感器主要用于测量血压、心内压、颅内压、胸腔内压、胃肠道内压、眼内压等。传感器内部有一平衡电桥(图 4-4)，该电桥由敏感元件组成，它可以把压力的变化转化为电阻率的变化。当外界无压力时，电桥平衡，传感器输出为零；当外界压力作用于传感器时，敏感元件的电阻值发生变化，引起电桥失衡，导致传感器产生电信号输出。电信号的大小与外加压力的大小呈线性相关。

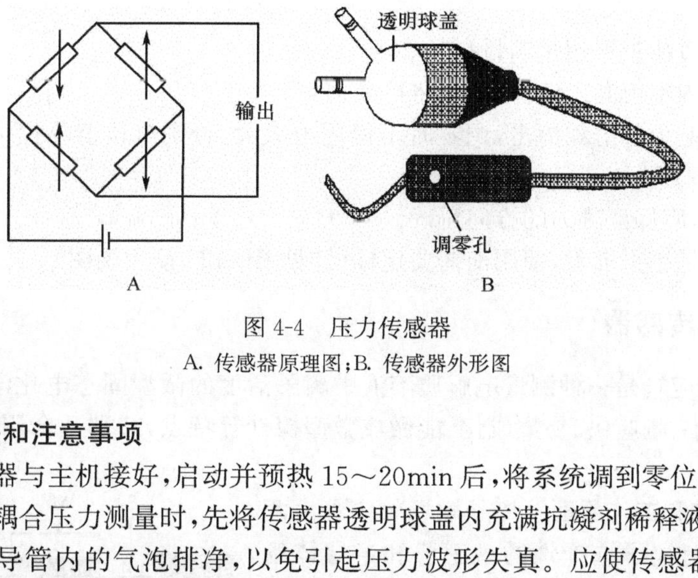

图 4-4 压力传感器

A. 传感器原理图；B. 传感器外形图

2. 使用方法和注意事项

(1) 将传感器与主机接好，启动并预热 15～20min 后，将系统调到零位即可开始测压。

(2) 做液体耦合压力测量时，先将传感器透明球盖内充满抗凝剂稀释液，注意将传感器透明球盖及测压导管内的气泡排净，以免引起压力波形失真。应使传感器处于固定的位置，尽可能保持液压导管的开口处与传感器的感压面在同一水平面上，或有一个固定的距离，从而避免静水柱误差的引入。

(3) 注液时应首先检查导管是否通畅，避免阻塞形成无效腔，引起高压而损坏传感器。传感器有一定的测压范围，使用时应注意被测压力的大小。对超过检测范围的待测压力不能进行测量。严禁用注射器从侧管向闭合测压管道内用力推注，以免损坏传感器。避免猛力撞击或甩打传感器。

(4) 测量过程中如需做零位校准，可以采用两个医用三通阀分别接于传感器两个接嘴上，其中一个用来沟通大气压即可。

(5) 为使测量结果准确，使用前需要定标(详见 BL-420 使用说明)。

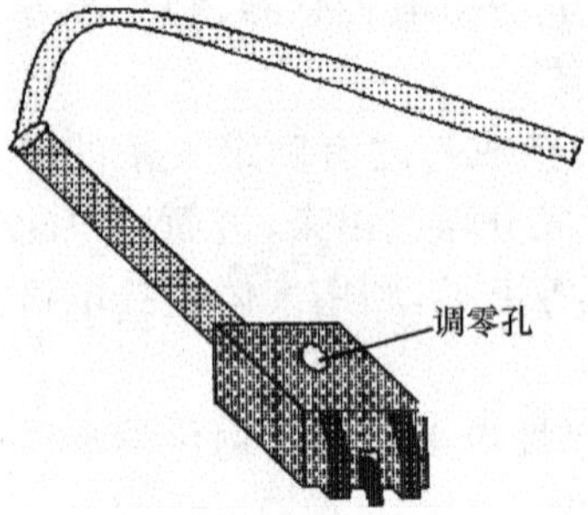

图 4-5　张力传感器

(三) 张力传感器

1. 用途和原理　张力传感器主要用于记录肌肉收缩曲线，其工作原理与压力传感器相似。张力传感器把张力信号转换成电信号输入(图 4-5)。

2. 使用方法

(1) 传感器的安装方向说明：根据测量方向，将传感器的固定杆固定在合适的支架上，既要保证方向和力的敏感梁(弹簧片)的平面垂直，又要保证传感器的受拉方向正确。测力方向指向弹簧片引出口间隙较大的一方。

(2) 传感器的标定：将传感器固定在合适的支架上，固定杆的固定平面向下并使梁保持水平，将传感器与主机接好预热 10min 后，按等重量(满量程的五分通电)地加砝码到满量程，这时在记录器上得到相应的等距离的标定线(注意：在正式标定前，先用满量程砝码预压两次。传感器的辅助调零电位器在传感器外壳表面针孔中)。

(3) 严禁用超负荷的力量拆卸传感器。

3. 注意事项

(1) 测量时负荷量不超过满量程的 20%。

(2) 传感器内不得灌入液体，否则将可能损坏。

(3) 传感器避免打击和撞击，调零时不得用力太大，否则电位器易损坏；传感器不得摔打或抛扔，以免损坏。

(4) 使用时，应保证测力的方向正确。

(5) 为使测量结果准确，使用前需要定标(详见 BL-420 使用说明)。

(四) 离子传感器

离子敏场效应管是一种测量电解质溶液中离子活度的微型固态电化学器件，它具有输入阻抗高、体积小、响应快、易集成化、能做成微型探针等特点，特别适合用在生物医学中检测各种生理参数。

1. 基本结构和工作原理　离子敏场效应管由两部分组成，即具有离子选择性的敏感膜和半导体场效应管。其结构示意图如图 4-6 所示。由图中可看出，这种管与半导体场效应管的结构差不多，只不过把栅极金属部分用具有离子选择性的敏感膜 M 代替。敏感器件工作时浸在被测电解液中，敏感膜可直接与溶液相接触，产生电化学反应。根据能斯特(Nernst)方程，可产生电极电位。这种电位与参比电

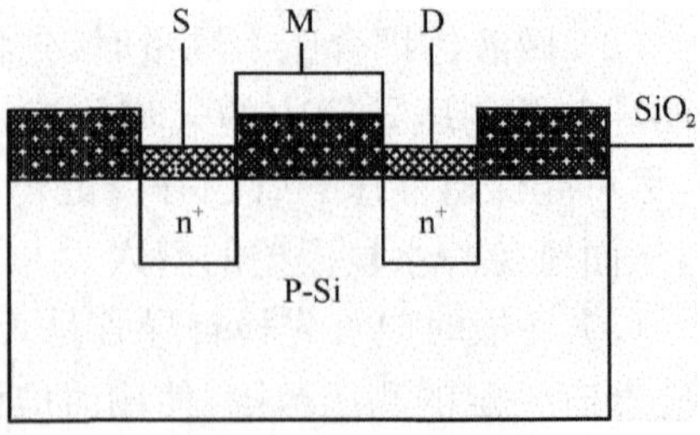

图 4-6　离子敏场效应管结构示意图

极固定电位差，作为栅电压加到场效应管栅源极上。通常敏感器件工作在非饱和区，不管工作在哪种区域，漏源电流大小都与被测溶液 pH 成正比。

2. 用途　离子敏场效应管在生物医学中可以检测唾液、脑脊液、血清、尿、汗、骨髓中离子情况。微型离子敏场效应管可嵌入注射器针头内，直接监测生物体有关部位的瞬态离子状况。离子敏场效应管可以检测细胞级离子，鉴别正常细胞和癌细胞。

（五）生物传感器

生物传感器是一种利用生物活性物质选择性识别和测定各种生物化学物质的传感器。

生物传感器巧妙地利用了生物活性物质对特定物质所具有的选择性亲和力，即分子识别能力这一特点，来进行识别和测量，并利用电化学反应进行电信号转换，从而实现定量检测。

生物传感器一般由分子识别部分和信号转换部分组成（如图 4-7）。例如，一种用化学敏场效应管组成的酶传感器，可将酶的活性转化为电信号，然后用 CMOS 电路进行信号转换。这种酶活性监测器已在直接监测生物组织切片或液体中的胆碱酯酶活性中得到了应用。实验时，先把化学敏场效应管接成源极跟随器形式，再将铺有生物组织切片的微孔滤膜载纸放在传感器端面上，用微量生理盐水浸湿，然后用微量注射器滴入 6～8μl 底物于生物组织切片上，从源极电阻上即可得到化学敏场效应管酶传感器中随酶的活性而改变的电压信号。

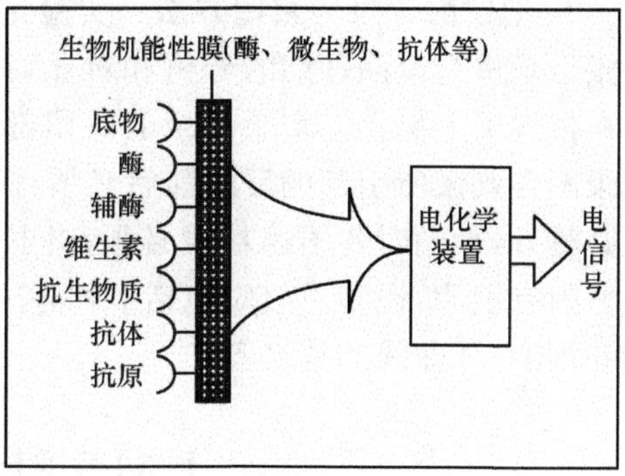

图 4-7　生物传感器的原理

第二节　记录生物信号的传统仪器

一、记纹鼓描记系统

记纹鼓是最早用以记录生理变化过程的记录仪器，它可记录伴有机械变化的生理现象，如肌肉收缩和呼吸运动、血压波动和液体流量、流速等。

（一）弹簧记纹鼓

记纹鼓的基本结构可分成具有动力装置的机座和能转动的圆鼓两部分。机座的主要部件是弹簧发条和齿轮，机座上面有开关，上紧发条和调节鼓速的操纵把手，扭动开关使已上紧的发条放松时，齿轮即带动鼓轴转动，从而使固定在鼓轴上的圆鼓随之转动。在鼓转动过程中，如将粗调节器的把手提起，鼓转动的速度加快；放回原处，则鼓速减慢。如在细调节器上加不同面积和重量的叶片以改变齿轮转动的阻力，也可调节鼓速。

圆鼓部分由圆鼓和鼓轴管组成，圆鼓依靠螺丝钉甲固定在鼓轴管上，其固定位置可随需要而上下移动。将鼓轴管套在机座的鼓轴上，并使其上端的梢钉嵌入鼓轴基底部小凹中，则圆鼓即随鼓轴而转动，鼓这样使用时称慢鼓。在鼓轴顶点还有螺丝钉乙，当其向下旋转(也即顺时针旋转)时,由于鼓轴管上移而使其下端的梢钉脱离鼓轴小凹,此时圆鼓即可自由用手转动,鼓这样使用时称手转鼓。

(二) 电动记纹鼓

电动记纹鼓分电动单鼓和电动双鼓。电动鼓是以交流电源带动马达作动力,鼓速均匀,连续可调,可以长时间使用。

1. 记纹鼓贴纸法 记录纸可采用白纸,墨水笔笔尖直接描记。亦可用煤油烟将白纸熏黑,记录时用描笔笔尖将烟划去在黑色背景上描出白色曲线,再用固定液浸润固定。目前多采用简便的墨水描记法。在圆鼓的上下端各套一根橡皮筋,把记录纸光面朝外,紧紧裹在圆鼓上,纸的左端压在右端上面,然后用橡皮筋将纸圈牢即可。

2. 记纹鼓记录的整理方法 实验完毕,记录纸应即整理,不可拖延,先根据实验目的对全张记录进行全面仔细的分析和对比,找出能客观而概括的反映实验结果的部分,将其剪贴在报告纸上保存。实验记录的保留部分应在满足前述要求的条件下,尽量减少,但每张记录图在刺激所引起的反应前后必须有充分对照部分,不可只留反应部分。记录图的裁剪务必整齐,粘贴时各图的基线必须在同一水平,且各图间的距离应一致。记录图必须在正下方附有说明,说明一般应包括下列各项内容:图名、动物的种类和体重、麻醉药的种类、用量和用法、各曲线的意义等。

二、LMS-2B 型二道生理记录仪

LMS-2B 型二道生理记录仪配合附属的各种换能器和电极,可测量和记录动物的脑电、心电、血压、呼吸、胃肠平滑肌、骨骼肌、心肌收缩等生物信号。

仪器由记录部分、FG 直流放大器、FD 多功能放大器和 FY-2 血压放大器组成。

1. 仪器使用前

(1) 将仪器的电源开关、两个后级 (FG) 直流放大器的“通”、“断”开关和前级放大器(FY-2、FD-2)的测量开关及输出开关置于“关”或“断”状态;按下控制纸速的“停”键,将前级放大器(FD-2、FY-2)的灵敏度波段开关置于各自最低挡(50mV/cm,12kPa/cm)。

(2) 面板上的时间标记旋钮置于“外”接时,时标笔通过外接标记电缆所接两条线由外部脉冲信号控制,在生理实验中常与刺激器联用,用于记录刺激或记录时间。

(3) 将 FY-2 的输出开关置于“断”,将 FD-2 插件抽出(FY-2、FD-2)与它们相应的后级从电路上分开,前级的零位不再受后级的影响。旋转两后级的零位旋钮,将笔尖调至记录纸的中心,按 FG 校对按钮,可得到 10mm 的方波。将 FY-2 的输出开关置于“通”,恢复 FD-2 的位置。分别调前级(此时 FD-2、FY-2 的“测量”应置于断“零位”)。最后打开测量开关,如压力或张力换能器使用时笔尖零位偏移,再调节换能器上的平衡笔尖回零。

2. FD-2 多功能放大器 放大器的“直流平衡”与“零位”可控制记录笔的零位,以保证灵敏度开关换挡时基线位置不变。

“直流平衡”的调整:先调好前后级零位,前级测量开关处于“断”,后级输出处于“通”,将灵敏度开关置于最低(“10”)挡,“调零”旋钮定零位,再将灵敏度开关置于最高(“0.02”)

挡，调“直流平衡”使笔尖保持所在位置，灵敏度开关换挡时，基线位置应不再改变。放大器的灵敏度，有直流与交流之分。“时间常数”开关置于“DC”挡时，灵敏度为备挡的系数(0.02、0,05……10mV/cm)乘以 50，“时间常数”开关置于其他挡时，放大器灵敏度即开关上各分挡数。FD-2 放大器内部提供 1mV 的直流校对电压，主要用于直流灵敏度校对。

3. FY-2 血压放大器 “直流平衡”意义及调整方法与“FD-2”相同，灵敏度分为 12、6、2.4、1.2、0.6kPa/cm(约 90、45、18、9、4.5mmHg/cm)。仪器内部提供 12 和 1.2kPa(90 和 9mmHg/cm)校对信号，改变 12 和 1.2kPa 的校对信号通过前级转换和调节标记处电位器来实现，放大器灵敏度校正好后，一般不再调动。

4. 仪器使用注意事项

(1) FD-2 和 FY-2 的“测量”开关接通以前，务必要使前级放大器输入端接上换能器，仔细检查连接线是否连接正确，将“灵敏度”开关置于最低挡，然后逐挡将“灵敏度”转至所需要的挡。在配接换能器时，应暂时将 FG 放大器置于“断”。

(2) 在使用 FD-2 和 FY-2 高灵敏度挡时，出现 50Hz 交流干扰，可将“50Hz 抑制”键按下。

(3) 实验完毕时，将各开关置于“断”，将压纸轮抬起，墨水壶内的墨水全部用滴管吸出，再用乙醇清洗笔尖管道。

第三节 传统电生理仪器

一、示 波 器

示波器是电生理实验中最常用的仪器之一，它具有输入阻抗高、频率响应好、便于观察等特点，能较客观地显示信号的波形曲线。其缺点是实验结果不易保存，但随着技术不断发展，较先进的示波器已有了部分储存的功能，并可将数据输入到计算机处理。

波器主要由示波管、扫描系统、水平放大器、垂直放大器和电源组成。下面主要介绍面板控制钮的作用。

1. 示波管控制部分 “聚焦控制器”：调节荧光屏上图形的线条，使之聚集成最细最清晰的线条。

“亮度”控制器：调节荧光屏上图形的亮度。

“标尺亮度”控制器：调节荧光屏前坐标区的亮度。

2. 时基部分

(1) “时间/厘米”控制器：用以根据所观察的快慢不同的信号变换仪器的扫描速率，自 1μs/cm 至 5s/cm 共分 21 挡。当扫描扩展时，若“时间/厘米”开关置于“不校正”挡级，此时“不校正”指示灯应发亮。

(2) “触发选择”控制器：用来选择不同触发信号的来源，触发方式有：上线(AC、DC)内触发、下线(AC、DC)内触发、电源触发以及外触发。

(3) “触发电平”控制器：当置于连续自动时，均能呈扫描状态，但当有内触发信号时，如置自动位置，扫描频率在很宽的频率范围内(50Hz 至 1MHz)能与触发信号取得稳定的同步。在“连续”与“自动”之间，可调节其至某一位量，能呈触发扫描状态，使波形清晰稳定地显示。在电生理学实验中,经常选用外触发方式,触发信号来自刺激器输出的同步脉冲。

(4)"稳定度"控制器:用以调节扫描闸门电路呈欲自激而未自激的临界状态。使扫描闸门电路只需有来自施密特电路的且幅度很小的负脉冲即能驱动扫描发生器产生扫描。

(5)触发电压极性选择开关:用来选择触发电压的极性,分"+"和"-"栏。

3. X 轴部分

(1)"X 轴作用"控制器:当置于"正常"位置时,即呈不扩展扫描状态,×2、×5、×10、×20 为扫描扩展挡级,当置于扫描扩展挡级时,"扫描扩展"指示灯应发亮。在旋向"V/cm"范围的各挡级时,为 X 轴放大器呈外接状态,可根据外接信号选择不同的灵敏度挡级。

(2)"位移"控制器:调节图形左右方向的位置。

4. Y 轴放大器部分(上线、下线相同)

(1)"灵敏度"控制器:用于观察的信号幅度选择不同灵敏度挡级、自 200μV/cm 至 20V/cm 共 16 挡。

(2)"输入选择"控制器:用以选择单边(A 或 B)、双边(A-B)直流,交流输入方式。

(3)"直流平衡"控制器:分为粗调和细调控制器。用以调节 Y 轴放大器在各灵敏度挡时无直流电位波动。

(4)"移位"控制器:调节图上下方向的位置。

(5)"校正电压"控制器:用以调节方波的输出幅度,自 1mV 至 100V 共 6 挡。

5. 后面板

(1)"监听信号输出":此输出与监听器连接,可监听上线 Y 轴放大器输出信号的声音。

(2)电源保险丝座(BX):用 2A 保险丝管。

(3)电源插座(CZ):使用时将电源插入本插座。

6. 注意事项 电源关闭后,一定要经过 3min 后才能再开启电源。当仪器内部温度超过 55℃时,仪器即自动停止工作,此时应采取适当的降温措施后再开启电源。

二、生物电前置放大器

电放大器又称前置放大器,简称前放,用以放大生物电信号。现以 FZG-81 放大器为例,作一简单介绍。一般生物电信号的电压很低,为毫伏或微伏级。同时,由于从机体不同的组织器官所引导出的生物电特性差异很大,因此必须把生物电信号加以有选择的放大。为了使各种信号如实的放大,就要求有能适应各种特性的放大器。常用的生物电放大器必须具备下列要求:①差分式平衡放大,有较高抗 50Hz 电流干扰能力,从而提高信号/噪声的比值,有利于弱信号放大。②最大放大倍数不小于 1000 倍。③频率响应从 0～100kHz。低噪声,整机噪音不大于 15μV。④本机不受静电及磁场的干扰。

本放大器分 A、B 两部分,结构完全相同。现介绍面板控制钮的作用。

1. 输入选择 输入选择共分 8 挡。

(1)时间常数:放大器能对一定频率范围内的信号进行放大。超过此范围的信号,放大器对其放大的能力将下降,超过越多,放大倍数下降得越多。这个频率范围的下限称为下限截止频率,由放大器的时间常数决定;其上限称为上限截止频率,由放大器高频滤波决定。

本机时间常数有 0.001s、0.01s、0.1s、0.1s 共 4 挡，分别对应放大器的下限频率为 160Hz、16Hz、1.6Hz、0.16Hz。时间常数越小，下限截止频率就越高，对低频成分的滤波程度就越大。

(2) 直流：直流输入，是信号直接接到放大器内部的输入端，这时信号的直流和交流成分都得以放大。

(3) 平衡：此时放大器输入端直接接地，可以调节放大器的自身平衡，使在输入信号为零的情况下，输出信号为零。

(4) 校正：用以观察放大器的放大倍数，此时机内的方波比较信号已输入放大器。可以据此推算放大器的放大倍数。

(5) 校辨：用以校正放大器的辨差率，此时比较信号输入到放大器的两个输入端，而观察放大的输出，利用面板上的暗调节"辨差"校正，可以将辨差率提高 1 万倍以上。从而增强放大器的抗干扰能力。

2. 增益控制　增益控制即改变放大器的放大倍数，分为×0、×10、×100、×1000 四挡。放大倍数是指输出与输入之间的电压比。

3. 高频滤波　高频滤波用于除去高频部分以减少噪声，刻度分为 100kHz、10kHz、lkHz、100Hz 四挡。分别代表此时的上限截止频率。

在实验中，时间常数和高频滤波选择合适，则有利于图形之传真与清晰。

4. 输入　放大器的输入插座共有三线，其中一线为地线，其他两线为输入线。

5. 其他开关与旋钮

(1) 平衡调节：用于调节放大器的双边输出使均接近于地电位，调节时可利用面板上的电表，使电表指示在 0V 左右。

(2) 电表开关：由－15V～0～15V 电压表测量备点电压，各挡测量的具体电压是从左至右。

(3) 电源开关：交流电源开关，仪器接上 990V 交流电源后，接通此开关仪器即可工作。

三、电子刺激器

电刺激是生理学实验中最常用的刺激方式，由于电刺激信号在电压（电流）和频率等参数上容易控制，且重复刺激不易损伤组织，因此较有利于研究组织的生理特性。电子刺激器是能够对机体和组织提供电刺激的仪器装置，有恒压和恒流之分，在学生实验中一般采用恒压刺激器。刺激器的型号很多，有多用途的和单一用途的，多用途的电子刺激器除能够提供电刺激外，还设有时标、记滴、触发、温控等。电子刺激器的价值差异也很大，其刺激方式越多，刺激参数控制越精细就越高级。另外，随着计算机应用技术的发展，由计算机控制的程控刺激器的应用越来越广泛，在计算机上用鼠标就可任意调控刺激方式和参数，非常方便，但由于受计算机内部空间和电源的限制，其刺激强度不高，参数控制也不够精细。因此传统的电子刺激器近期仍不会被淘汰。下面简单介绍刺激器的有关参数和控制方式。

1. 刺激方式

(1) 单次刺激：也称为手控刺激，即按动 1 次手动开关，就有 1 次刺激脉冲输出。

(2) 连续刺激：当选择连续刺激时，刺激器会按实验者设定的刺激参数连续输出刺激脉冲，何时开始和结束可以人工控制。

（3）定时刺激：由定时器设定刺激时间，在设定的时间内有连续的刺激信号输出，达到设定的时间即停止刺激。

（4）串刺激：在每个刺激周期（主周期）中包含 2 个或 2 个以上的刺激脉冲，我们称之为一串脉冲。这些脉冲的个数和间隔在主周期的范围内可以调节，而脉冲的幅度彼此相等。

（5）双刺激：是串刺激的特例，即是含有 2 个刺激脉冲的串刺激。

2. 刺激参数

（1）刺激强度：一般以刺激脉冲的电压幅度表示，通常设有粗调和细调。

（2）刺激波宽：指一个脉冲的宽度（时程）。

（3）刺激频率：这是相对于连续刺激而言的，其表示的是单位时间内所含主周期的个数，单位为 Hz，如 5Hz、20Hz 等，也可直接用主周期的时间来表示，如 0.2s、0.05s 等。

3. 其他

（1）同步输出：输出一个与刺激信号在频率上相一致，且在相位上略提前于刺激信号的尖脉冲，它用于触发示波器扫描或其他仪器工作。

（2）延迟：同步脉冲和刺激脉冲总是一前一后的出现，两者的时间差称为延时。延时的时间在一定范围内可以调节。

（3）刺激标记：输出与刺激频率相一致的脉冲，配合电磁标在记录纸上留下刺激记录。

（4）时间标记：输出时间脉冲，如 1s、1min 等，配合电磁标在记录纸上留下时间记录。

（5）记滴装置：记录液滴用，将记滴电磁标插入“记滴插口”、将受滴棒插入“受滴插口”，当受滴棒接受导电液体时，电磁标即能进行记录。

4. 刺激器使用方法

（1）连接好电源线、刺激输出线、刺激电极、地线，需要时还要连接同步触发线、受滴棒、电磁标、手控等。

（2）按实验要求选择刺激方式和刺激参数。

（3）将电极平稳地放在受刺激标本上，保证电极与标本接触良好。

（4）启动刺激输出开关进行刺激，刺激完毕后关闭输出开关停止刺激。

5. 使用注意事项

（1）刺激器必须接地良好；否则，标本将有可能受到损伤或造成人身伤害。

（2）刺激输出线和刺激电极不能短路；否则，将损坏仪器。

（3）刺激强度不可过大；否则，会损伤标本。应按从小到大的顺序选择刺激参数。

第四节　BL-420 微机化实验教学系统

BL-420 系统硬件是一台程序可控的，带 4 通道生物信号采集与放大功能，并集成高精度、高可靠性以及宽适应范围的程控刺激器于一体的设备。BL-New Century 生物信号显示与处理软件利用微机强大的图形显示与数据处理功能，可同时显示 4 道从生物体内或离体器官中探测到的生物电信号或张力、压力等生物非信号的波形，并可对实验数据进行存储、分析及打印。

一、BL-420 基本原理

该实验系统首先将原始的生物机能信号，包括生物电信号和通过传感器引入的生物非电信号进行放大（有些生物电信号非常微弱，比如减压神经放电，其信号为微伏级信号，如果不进行信号的前置放大，根本无法观察）、滤波（由于在生物信号中夹杂有众多声、光、电等干扰信号，比如电网的 50Hz 信号，这些干扰信号的幅度往往比生物电信号本身的强度还要大，如果不将这些干扰信号滤除掉，可能会因为过大的干扰信号致使有用的生物机能信号本身无法观察）等处理，然后对处理的信号通过模/数转换进行数字化并将数字化后的生物机能信号传输到计算机内部，计算机则通过专用的生物机能实验系统软件接收从生物信号放大、采集卡传入的数字信号，然后对这些收到的信号进行实时处理，一方面进行生物机能波形的显示，一方面进行生物机能信号的存储。另外，它还要根据使用者的命令对数据进行指定的处理和分析，比如平滑滤波，微积分、频谱分析等。对于存储在计算机内部的实验数据，生物机能实验系统软件可以随时将其调出进行观察和分析，还可以将重要的实验波形和分析数据进行打印。

二、BL-420 系统功能特点

BL-420 生物机能实验系统是在 BL-410 系统的基础上研制开发的，是以 USB 接口为数据传输通道的新一代生物机能实验系统，它具有以下功能特征和性能指标。

1. BL-420 生物机能实验系统功能特征

（1）具有 BL-410 生物机能实验系统的全部性能指标及优点。

（2）利用先进的 USB 接口技术与计算机进行通讯。USB 接口规范由代表世界计算机发展方向的公司提出。USB 接口是一种方便计算机外设连接的接口方式，它具有很多优点：使用方便、灵活，即插即用，传输速率高（最高可达 12M/s），便于扩展（一台计算机最多可接插 127 个 USB 设备）。

（3）系统内部不引入 220V 的交流电源，使干扰程度进一步降低，同时增加系统的安全性，特别适合于教学科研工作。

（4）机箱小，占用实验台空间少（可将计算机放在实验台下面）。

（5）光电隔离的刺激器产生更小的刺激伪迹。

（6）改进了放大器的性能，交、直流放大倍数均为 2～50 000 倍。

（7）增加外触发功能接口。

2. BL-420 系统性能指标

（1）采用 16 位采样芯片，系统最高采样率达 100kHz，便于机能实验、科研实验。

（2）对 4 个通道的放大器进行光电隔离，进行人体实验更加安全可靠。

（3）刺激器的最高强度超过 100V，用于完成动物的惊厥实验。

三、BL-420 系统的安装

BL-420 生物机能实验系统安装包括硬件安装和软件安装两部分。在使用 BL-420 生物机能实验系统进行实验之前，首先应该将 BL-420 系统硬件通过 USB 接口与计算机进行连接，并且在 Windows 操作系统下安装 BL-420 系统的设备驱动程序与 USB 版本的 BL-New Century 生物信号显示与处理软件。

BL-420 生物机能实验系统硬件无需打开计算机机箱进行安装，只需使用 USB 接口连线将 BL-420 系统与计算机相连，并接好 BL-420 系统电源线即完成系统的硬件连接。BL-420 生物机能实验系统为外置式的生物机能实验系统，它包含有 4 个信号输入接口、1 个触发输入接口、1 个刺激输出接口、1 个记滴输入接口和 1 个电源指示灯。触发输入接口用于在刺激触发方式下，由外部触发器触发 BL-420 系统采样。BL-420 生物机能实验系统的背面板，其左边上部为电源开关，电源开关下面是一个 12V 直流电源的输入接口，背板中间靠左为一个金属接地柱，中间靠下为监听输出接口，它直接与耳机或计算机音箱相连接，背板右下部为一个 USB 接口，它通过 USB 接口线直接与计算机上的一个 USB 接口相连。

BL-420 生物机能实验系统软件安装：启动计算机，进入到中文 Win2003 系统中，将 BL-New Century 软件的安装光盘插入到计算机的光驱中。单击 Win2003 操作系统左下角的“开始”按钮，将弹出 Win2003 开始菜单，然后选择其下方的“运行”命令，将弹出“运行”对话框，在“运行”对话框中按下“浏览”按钮，将弹出“浏览”对话框。从“浏览”对话框中选择光驱所在盘符，然后进入到“光盘：BL-420 生物机能实验系统安装盘”在 BL-420 子目录下，选择 setup. exe 安装程序，选择好后按“确定”按钮，安装程序将自动运行，BL-New Century 软件的默认安装目录。指定目录之后将自动完成安装，并且会将 BL-New Century 软件的快捷启动方式插入到 Win2003“开始”菜单的“程序”组件中以及放到 Windows 操作系统的桌面上。

生物信号处理的主界面(图 4-8)是与 BL-420 生物机能实验系统打交道的唯一手段，先熟悉主界面上各个部分的用途，界面从上到下依次主要分为：标题条、菜单条、工具条、图形显示窗口、数据滚动条及反演按钮区、状态条等 6 个部分；从左到右主要分为：标尺调节区、波形显示窗口和分时复用区三个部分。在标尺调节区的上方是刺激器调节区，其下方则是 Mark 标记区。分时复用区包括：控制参数调节区、显示参数调节区、通用信息显示区和专用信息显示区 4 个分区，它们分时占用屏幕右边相同的一块显示区域，可以通过分时复用区顶端的 4 个切换按钮，在这 4 个不同用途的区域之间进行切换。分时复用区的下方是特殊实验标记选择区，界面上各项功能见表 4-1。

表 4-1　BL-420 生物信号处理的主界面各部分功能

名称	功能	备注
刺激器调节区	调节刺激器参数及启动、停止刺激。	包括两个按钮
标题条	显示 BL-New Century 软件的名称以及实验标题等信息	
菜单条	显示所有的顶层菜单项，您可以选择其中的某一菜单项以弹出其子菜单。最底层的菜单项代表一条命令。	菜单条中一共有 9 个顶层菜单项
工具条	一些最常用命令的图形表示集合，它们使常用命令的使用变得方便与直观。	共有 21 个工具条命令
左、右视分隔条	用于分隔左、右视，也是调节左、右视大小的调节器。	左、右视面积之和相等

续表

名称	功能	备注
时间显示窗口	显示记录数据的时间。	在数据记录和反演时显示
四个切换按钮	用于在四个分时复用区中进行切换。	
增益、标尺调节区	在实验过程中调节硬件增益,在数据反演时调节软件放大倍数。选择标尺单位及调节标尺基线位置。	
波形显示窗口	显示生物信号的原始波形或数据处理后的波形,每一个显示窗口对应一个实验采样通道。	
显示通道之间的分隔条	用于分隔不同的波形显示通道,也是调节波形显示通道高度的调节器。	4个显示通道的面积之和相等
分时复用区	包含硬件参数调节区,显示参数调节区以及通用信息区和专用信息区四个分时复用区域。	这些区域占据屏幕右边相同的区域
Mark 标记区	用于存放 Mark 标记和选择 Mark 标记。	Mark 标记在光标测量时使用
状态条	显示当前系统命令的执行状态或一些提示信息。	
数据滚动条及反演按钮区	用于实时实验和反演时快速数据查找和定位,同时调节四个通道的扫描速度。	实时实验中显示简单刺激器调节参数
特殊实验标记选择区	用于编辑特殊实验标记,选择特殊实验标记,然后将选择的特殊实验标记添加到波形曲线旁边	包括特殊标记选择列表和打开特殊标记编辑对话框按钮

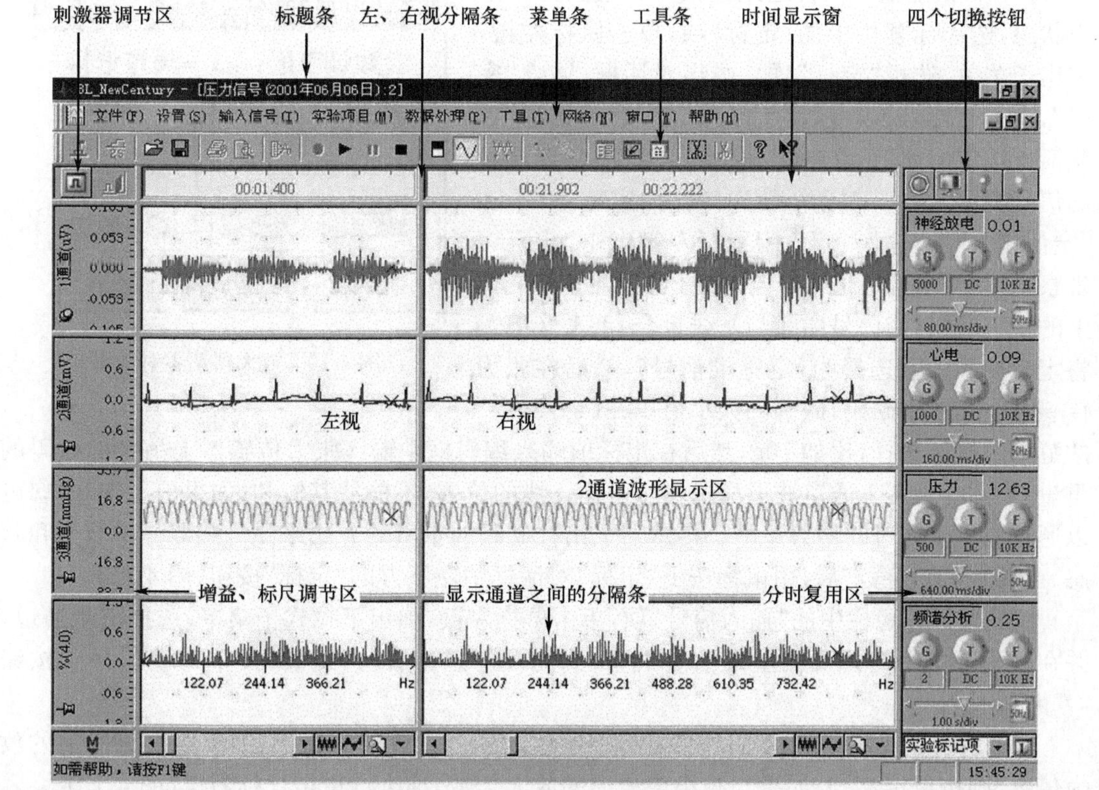

图 4-8 生物信号处理的主界面

四、BL-420 智能生物信号记录与处理系统使用方法

(1) 启动计算机，进入 Windows 桌面。双击 BL-420 图标，进入 BL-420 生物机能信号记录与处理系统。

(2) 选择标题栏中的“输入信号”项，单击鼠标左键，弹出下拉式子菜单，选择记录通道，并在其子菜单中选择“张力/压力”(图 4-9)。

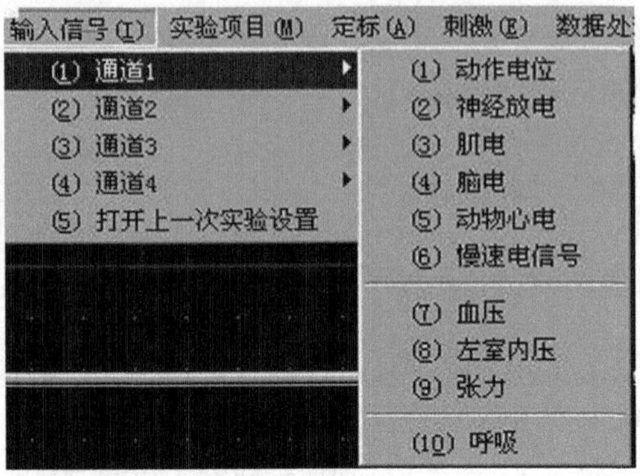

图 4-9　输入信号菜单

(3) 选择标题栏中的“定标”项，单击鼠标左键，弹出子菜单，选择“调零”项。桌面出现提示栏，单击“确定”。出现“放大器调零”对话框。首先选定“通道选择”项，激活所选通道。观察工作区，所选通道信号与零点位置。用鼠标左键点击“增挡”/“减挡”按钮，调整零点位置，当信号曲线与基线重合时，单击“确定”(图 4-10)。

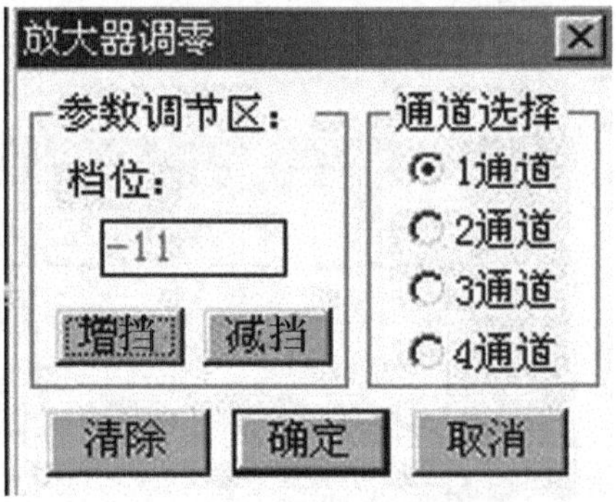

图 4-10　放大器调零对话框

(4) 将换能器与系统通道连接好并使其处于悬空状态，选择标题栏中的“定标”项，单击鼠标左键，弹出子菜单，选择“定标”项。弹出对话框，输入“密码”，点击 OK，出现“定标”对话框，在“通道选择”项激活所选定的通道，在“信号选择”项激活所要测量的信号类型。在“定标类型”项激活“定零值”。在“定值输入”项，输入“0”。用鼠标左键点击“定标”，观察工作区，所选通道信号与基线位置，调节换能器上的校正旋钮，使信号曲线与基线重合，点击“OK”。将定标类型参数选择为“定标准信号”，然后在张力传感器上挂一个砝码，砝码的大小可以在(1～200g)的范围内任意选择，比如 10g，然后在定标值输入编辑框中输入张力传感器上吊挂的砝码的重量，如 10g 观察 1 通道波形显示窗口中输入线的位置，不能使其饱和，如果信号饱和，您可以通过减少 1 通道的增益或减小传感器上吊挂砝码的重量的方法来使传感器处于非饱和状态。当输入信号稳定后，用鼠标按下“定标”对话框中左下方的“定标”按钮(图 4-11)。

(5) 选择标题栏中的“输入信号”项，单击鼠标左键，弹出下拉式子菜单，选择记录通道，并在其子菜单中选择要测量的信号类型(张力/压力)。启动“工具栏”中的波形显示按钮“▼”开始记录。

(6) 适当调整增益旋钮“G”，将鼠标指示移动到增益调节旋钮上，如果增大该通道的放大倍数，则按鼠标左键，如果想减小该通道的放大倍数，那么请单击鼠标右键(图 4-12)。

(7) 适当调整扫描速度，将鼠标指示在该通道的“扫描速度调节器”的黄色短柱上，按下

鼠标左键，然后用鼠标，左右拖动黄色短柱即可（图 4-12）。

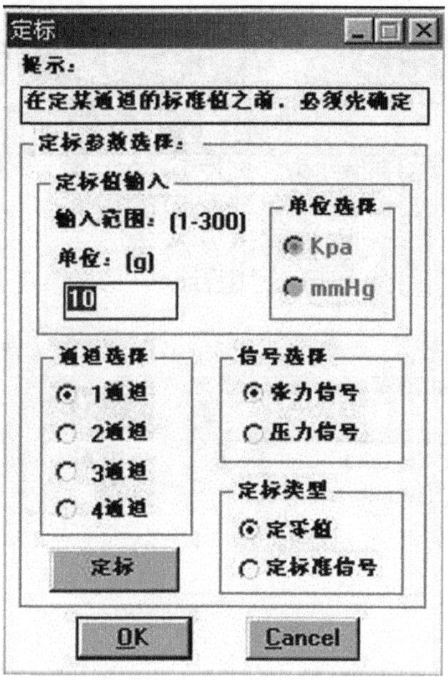

图 4-11　定标对话框

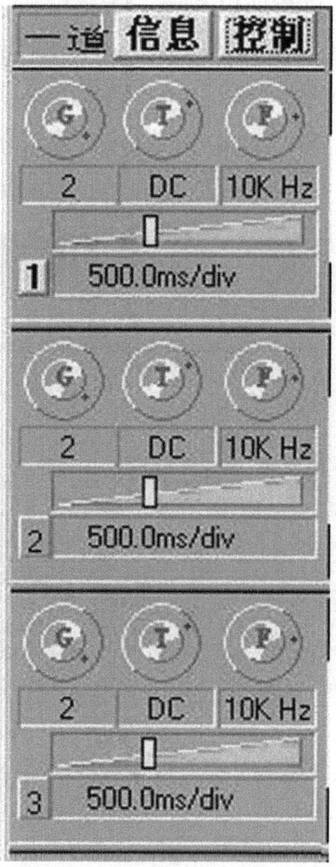

图 4-12　增益旋钮、扫描速度调节器对话框

（8）选择菜单栏中的“编辑”项单击鼠标左键，弹出下拉式子菜单，选择“实验标记编辑”，弹出“实验标记编辑”对话框，编辑本实验标记。并在记录中标记（图 4-13）。

（9）实验结束时，启动“工具栏”中的停止记录按钮“■”，弹出“另存为”对话框，输入文件名，点击确定（图 4-14）。

（10）数据处理

1）进入 BL-420 系统。

2）点击文件菜单项中的“打开反演数据”按钮，进入“打开”对话框。

3）选择需要处理数据的文件名后，单击“确定”按钮，就在屏幕显示出所要处理的记录（注意：此时显示的是四个通道）。

4）将“光标”移动到所要处理的记录所在的通道内任意处双击后，即可全屏显示所要处理的记录所在的通道。

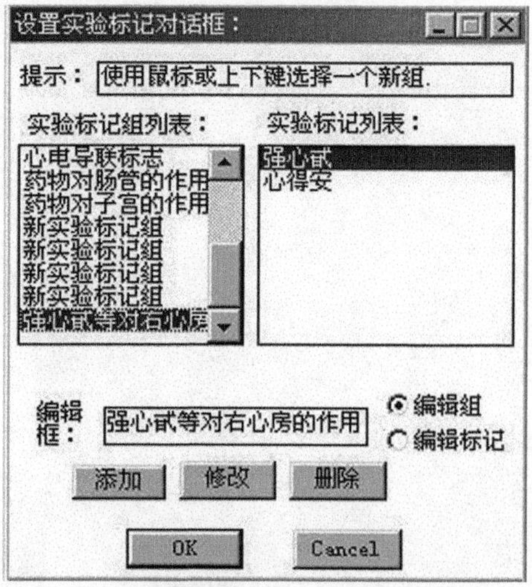

图 4-13　设置实验标记编辑对话框

5）点击右下角“图形剪辑”图标后，移动光标进入显示的记录区域内，按下鼠标左键，选择需要复制的图形区域后，释放鼠标左键，所选记录区域会自动全屏显示。

6）启动 word 文档，单击“粘贴”按钮，所选择的记录就以图形文件的形式拷贝到 word 文档中，就可以在 word 中进行处理了。

7）应用步骤 5 中显示的“返回”功能键按钮，重复 5）、6）步骤，可以将多个所选定的记录拷贝到同一个 word 文档中，进行编辑。

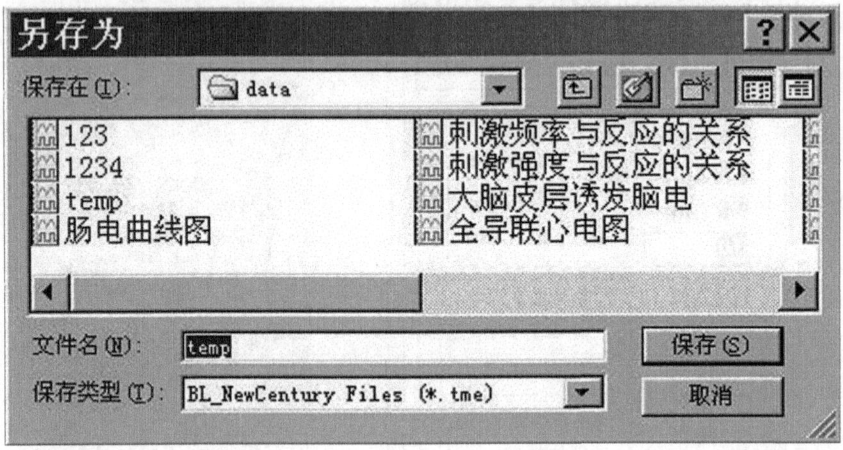

图 4-14 “另存为”对话框

（胡淑婷）

第五章　血液系统实验

实验一　红细胞渗透脆性试验

【实验目的】

掌握测定红细胞渗透脆性的方法，理解细胞外液渗透压对维持细胞正常形态与功能的重要性。

【实验原理】

正常情况下，哺乳动物红细胞内的渗透压与血浆的渗透压相等，约相当于 0.9%NaCl 溶液的渗透压。因此，将红细胞置于等渗的 NaCl 溶液中，其形态和体积可保持不变。若将红细胞悬浮于低渗的 NaCl 溶液中，则水分进入红细胞，使之膨胀甚至破裂，血红蛋白释出，称红细胞溶解。但红细胞对低渗溶液具有一定的抵抗力，即红细胞不同的脆性。其抵抗力大小与红细胞膜脆性有关。故临床上常用不同浓度的低渗 NaCl 溶液来测定红细胞的渗透脆性。对低渗 NaCl 溶液的抵抗力小，表示红细胞的渗透脆性大，NaCl 溶液的渗透压稍有降低，此类红细胞便发生破裂而溶血。反之，对 NaCl 溶液的抵抗力大则红细胞的渗透脆性小，NaCl 溶液的渗透压降到很低时才使这些红细胞破裂溶血。开始出现溶血现象的 NaCl 溶液浓度为该血液红细胞的最小抵抗力（正常为 0.42%～0.46%NaCl 溶液）。出现完全溶血现象时的 NaCl 溶液浓度为该红细胞的最大抵抗力（正常为 0.32%～0.36%NaCl 溶液）。前者代表红细胞的最大脆性（最小抵抗力），后者代表红细胞最小脆性（最大抵抗力）。刚成熟的红细胞，其膜的渗透脆性较小，而衰老的红细胞膜的渗透脆性较大。生理学上将能使悬浮于其中的红细胞保持正常形态的溶液称为等张溶液，不能跨过细胞膜的微粒所形成的力，但等渗溶液并不一定是等张溶液，如 1.9%的尿素溶液。

【实验对象】

家兔。

【实验器材和药品】

试管架、小试管（10mm×75mm）10 支、2ml 吸管 2 支、滴管 1 支、载玻片、盖玻片、显微镜、1%NaCl 溶液、蒸馏水、1%肝素钠。

【实验方法】

1. 配制不同浓度的 NaCl 溶液　取口径相同的干净小试管 10 支，分别编号排列在试管架上，按表 5-1 分别向各试管内加入 1%NaCl 溶液和蒸馏水混匀，配制从 0.9%～0.25% 10 种不同浓度的 NaCl 溶液，每管总量均为 2ml。

2. 采集标本　家兔麻醉后，仰卧固定于兔手术台上，分离一侧颈总动脉或股动脉插管（具体方法参见家兔动脉血压调节实验）放血 2ml，加入盛有 1%肝素钠的试管中备用。用滴管依次向 10 支试管内各加血 1 滴，轻轻颠倒混均，切忌用力振荡。室温下放置 1 小时后观察结果。

表 5-1　不同浓度低渗氯化钠溶液的配制试管编号及实验结果

试剂	试管编号									
	1	2	3	4	5	6	7	8	9	10
1%NaCl 溶液(ml)	2.0	1.8	1.2	1.1	1.0	0.9	0.8	0.7	0.6	0.5
蒸馏水(ml)	—	0.2	0.8	0.9	1.0	1.1	1.2	1.3	1.4	1.5
NaCl 浓度%	1.0	0.9	0.60	0.55	0.50	0.45	0.40	0.35	0.30	0.25
实验结果										

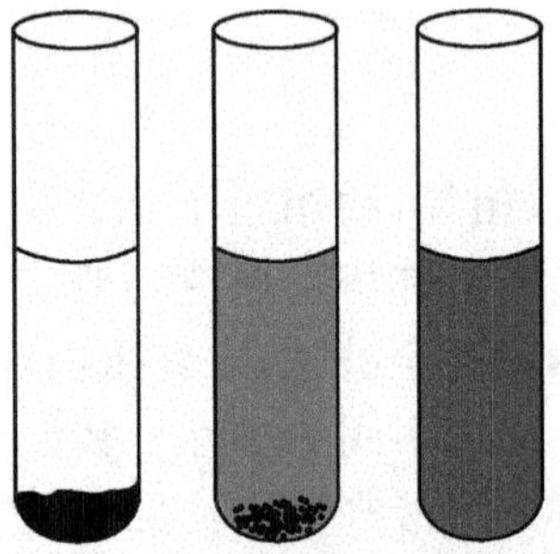

图 5-1　红细胞渗透脆性试验结果

【实验结果】

1. 观察结果　见图 5-1,记录开始溶血和完全溶血的两管 NaCl 溶液浓度。按下列标准判断有无溶血、不完全溶血或完全溶血。

(1) 上清液无色,管底为混浊红色或有沉淀的红细胞,表示没有溶血。

(2) 上清液呈淡红色,管底为混浊红色表示只有部分红细胞破裂溶解,为不完全溶血。开始出现部分溶血的 NaCl 溶液浓度,即为红细胞的最小抵抗值,也是红细胞的最大脆性。

(3) 管内液体完全变成透明的红色,管底无细胞沉积,为完全溶血。引起红细胞完全溶解的最低 NaCl 溶液浓度,即为红细胞的最大抵抗值,即红细胞的最小脆性。

2. 显微观察差异　取第 6 和第 10 管混合液各一滴,放在载玻片上,加上盖玻片,在显微镜下观察红细胞形态,比较其差异。

【注意事项】

(1) 确保每支试管 NaCl 溶液的浓度准确、容量相等。

(2) 取血时一定要避免溶血。

(3) 每支试管内血液滴入量应准确无误(只加一滴)。滴加血液时要靠近液面,使血滴轻轻滴入溶液以免血滴冲击力太大,使红细胞破损而造成溶血的假象。

(4) 加入血滴后,轻轻摇匀溶液,切勿剧烈振荡。

(5) 应在光线明亮处观察结果。如对完全溶血有疑问,可用离心机离心后,取试管底部液体一滴,在显微镜下观察是否有红细胞存在。

(6) 该方法简单实用,但应严格控制血量(血液和 NaCl 溶液之比约为 1∶25)和防止血标本在体外溶血,否则易影响试验的准确度。本试验敏感性较差,需结合其他实验室检查结果进行分析。

实验二　血液凝固实验

【实验目的】

通过测定实验条件下血液凝固时间,了解血液凝固的基本过程及影响因素,加深对生理止血过程的理解。

【实验原理】

血液凝固过程是血浆中多种凝血因子参与的化学连锁反应，其结果时使血液由流体状态变成不流动的凝胶状态。根据凝血过程启动时激活因子来源不同，可将血液凝固分为内源性凝血系统和外源性凝血系统。内源性凝血系统是指参与血液凝固的所有凝血因子在血浆中，外源性凝血系统是指受损的组织中的组织因子进入血管后，与血管内的凝血因子共同作用而启动的凝血系统。肺组织浸液含有丰富的组织因子，在血液中加入肺组织液，以观察外源性凝血系统的作用。

血液凝固受许多因素的影响，凝血因子可以直接影响血液凝固过程。例如设法除去血液中的钙离子(Ⅳ因子)，可制止血液凝固。此外，血液凝固过程还受温度、接触面的光滑程度等因素的影响。

【实验对象】

家兔。

【实验器材和药品】

兔手术台、哺乳动物手术器械、动脉夹、动脉插管(或细塑料导管)、注射器、试管 9 支、小烧杯 2 个、试管架、竹签 1 束(或细试管刷)、秒表；20％氨基甲酸乙酯溶液、8U/ml 肝素(取 12500U/2ml 肝素 1 只，加蒸馏水至 1563ml，即成 8U/ml 浓度的肝素)、2％草酸钾溶液、生理盐水、5％$CaCl_2$、液状石蜡、肺组织浸液(取兔肺剪碎，洗净血液，浸泡于 3～4 倍量的生理盐水中放入冰箱过夜，过滤收集的滤液即成肺组织浸液，存冰箱中备用)。

【实验方法】

1. 颈总动脉插管取血　静脉注射 5ml/kg 的 20％氨基甲酸乙酯溶液，将兔麻醉，仰卧固定于兔手台上。正中切开颈部，分离一侧颈总动脉，远心端用线结扎阻断血流，近心端夹上动脉夹。在动脉当中斜向剪一小切口，插入动脉插管(或细塑料导管)，结扎导管固定。需要放血时，开启动脉夹即可。

2. 按下列要求准备试管

试管 1　放少许棉花

试管 2　用液状石蜡润滑整个试管内表面

试管 3　不加任何处理(对照管)

试管 4　置于有冰块的小烧杯中

试管 5　加生理盐水 5ml

试管 6　加 8U/ml 的肝素 1ml

试管 7　加 2％草酸钾溶液 1ml～2ml

试管 8　加肺组织浸液 0.1ml

试管 9　加 5％的 $CaCl_2$ 溶液 1～2 滴

放开动脉夹，每管加入血液 2ml。将多余的血盛于小烧杯中，并不断用竹签搅动直至纤维蛋白形成。5、6、7、8 和 9 号试管加入血液后，用拇指盖住试管口，将试管颠倒两次，使血液与药物充分混合。

3. 记录凝血时间 每个试管加血 2ml 后，即刻开始计时，每隔壁 15 秒将试管倾斜一次，观察血液是否凝固，至血液成为凝胶状不再流动为止，记录所经历的时间即凝血时间。小烧杯内加入血液后立即用竹签不断搅动，去除纤维蛋白。

4. 观察 如果加肝素和草酸钾的试管不出现血凝，可再向两管内分别加入 5% 的 $CaCl_2$ 溶液 2～3 滴，观察血液是否发生凝固？

【实验结果】

将实验结果及各种条件下的凝血时间按表 5-2 填写，并进行比较、分析解释产生差异的原因。

表 5-2 血液凝固实验结果及解释

试管编号	实验条件		结果及凝血时间	解释
1	粗糙面的影响	预先在试管内放少许棉花		
2		预先用石蜡润滑整个试管内表面		
3	温度的影响	试管置于室温中，不加任何处理		
4		试管置于有冰块的小烧杯中		
5	药物的影响	试管内预先加入生理盐水 5ml		
6		试管内预先加入肝素 1ml		
7		试管内预先加入草酸钾 1～2ml		
8		试管内预先加肺组织浸液 0.1ml		
9		试管内预先加 5% $CaCl_2$ 1～2 滴		
烧杯	小烧杯内加入血液后立即用竹签不断搅动，约 2min 后取出竹签，用水洗净竹签上的血滴，观察纤维蛋白。烧杯内为去纤维蛋白血。			

【注意事项】

(1) 试管要编号，避免混淆，计时应及时准确。

(2) 判断凝血的标准要力求一致。一般以倾斜试管达 45°时，试管内血液不见流动为准。

(3) 每支试管口径大小及采血量要相对一致，不可相差太大。

（彭　涛）

第六章　心血管系统实验

实验一　心肌兴奋性和起搏点

（一）实验预习要点

1. 蛙心起搏点的观察实验

（1）取蟾蜍一只，破坏脑和脊髓，暴露心脏。认真辨认心脏的各部位。

（2）熟悉结扎部位。

2. 期前收缩与代偿间歇实验

（1）在心室舒张期用蛙心夹夹住心尖约 1mm，将蛙心夹上的连线连至换能器。

（2）熟悉 BL-420 生物机能系统。

（3）进行期前收缩和代偿间歇实验时的注意事项。

（4）实验结果正确记录、编辑和打印方法。

（二）实验指导

【目的和原理】

本实验目的是利用改变局部温度和结扎的方法，观察蛙心起搏点和蛙心脏不同部位的自律性高低，从而加深对正常起搏点和异位起搏点的理解。

心脏活动的一大特点是它本身具有自动节律性。心脏的这种自律性在两栖类如蛙，起源于静脉窦，称之为蛙心起搏点。在哺乳类，心脏已没有静脉窦这一结构，正常心跳的起搏点乃是窦房结，其自律性最高。正常情况下，窦房结是主导整个心脏兴奋和跳动的正常部位，故称之为正常起搏点。其他部位自律组织受窦房结的控制，并不表现它们自身的自动节律性，只是起着兴奋传导的作用，故称之为潜在起搏点。在某种异常情况下，窦房结以外的自律组织也可以自动发生兴奋，而心房或心室则依从当时情况下节律性最高部位的兴奋而跳动，这些异常的起搏部位则称为异位起搏点。

【实验对象】

蟾蜍或蛙。

【实验器材和药品】

蛙类手术器械、滴管、丝线、小试管、任氏液。

【实验步骤和观察项目】

1. 蛙心制备　取蟾蜍一只，用探针破坏脑和脊髓后，将蟾蜍仰卧固定在蛙板上，用剪刀剪开胸骨表面皮肤并沿中线剪开胸骨，可见心脏包在心包中。用镊子提起心包（注意不要夹在心肌上），再用小剪刀将心包剪开，暴露心脏。

2. 观察项目

(1) 就暴露的心脏的腹面观(见图 6-1)识别左右心房,动脉圆锥、主动脉干、心室。观察心室在收缩时容积减少,颜色变为浅红色,舒张时容积增大,颜色变为深红色。将心脏轻轻翻过去,识别静脉窦、前、后腔静脉(见图 6-2)。观察心脏的搏动从哪里开始,以及静脉窦、心房和心室的搏动顺序,分别计数它们在单位时间内的跳动次数,作为正常对照心跳频率填入实验记录表(见表 6-1)。

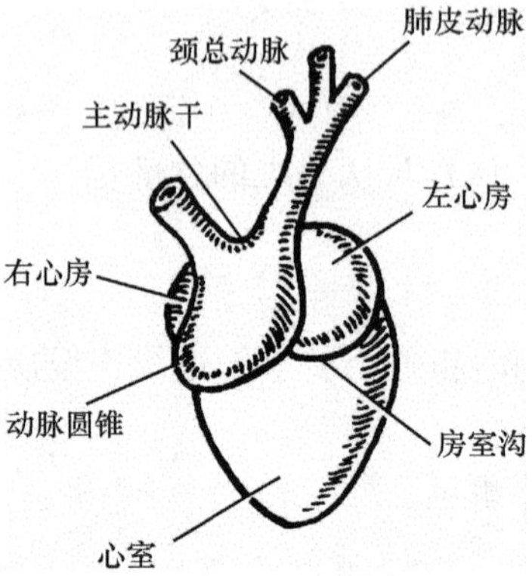

图 6-1　腹面观

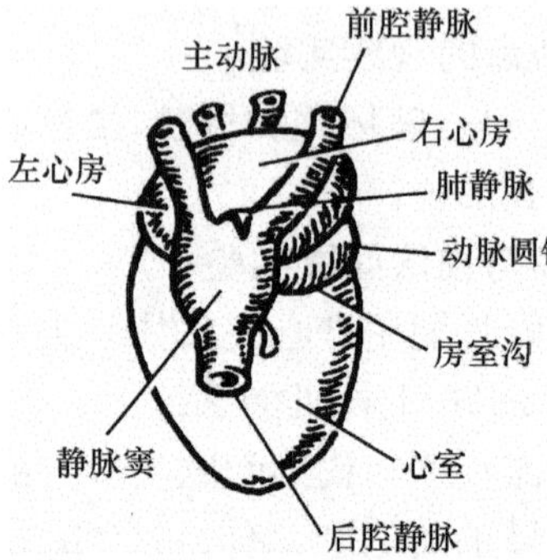

图 6-2　背面观

(2) 用盛有 35～40℃热水的小试管先后分别接触心室、心房和静脉窦以改变它们的温度,并观察和记录心跳频率的变化。

(3) 用细镊子在主动脉干下穿一线备用。再用细玻璃分针轻轻穿过心脏后面将心尖翻向头端,暴露心脏背面,找到静脉窦和心房交界的半月形白线(窦房沟),然后将预先穿入的线沿着半月线进行结扎,以阻断静脉窦和心房之间的兴奋传导,观察心房、心室的跳动是否停止? 静脉窦是否仍照常跳动?

(4) 心房、心室如已恢复跳动,则分别计数单位时间内静脉窦和心房心室跳动次数,并观察它们的跳动是否一致?

(5) 用丝线在心室和心房交界处结扎,观察心室是否跳动。如跳动,则分别计数单位时间内心房、心室跳动次数,并观察其跳动是否一致。

表 6-1　蛙心起搏点观察记录表

		静脉窦(次/分)	心房(次/分)	心室(次/分)
对照				
加温	心室			
	心房			
	静脉窦			
第一结扎				
第二结扎				

【注意事项】

(1) 脑和脊髓的破坏一定要完全，以排除神经因素对心跳的影响。

(2) 剪开心包时切勿损伤心脏及血管。

(3) 加温心脏时接触部位要准确。

(4) 结扎部位要准确。

期前收缩和代偿间歇

【目的和原理】

本实验目的是通过对心脏施加额外刺激的方法，观察和了解期前收缩和代偿间歇产生的原理，验证心肌兴奋后兴奋性变化及其特点。

心肌兴奋性特别是兴奋后的有效不应期长，几乎相当于整个收缩期。因此在心脏收缩期中，任何刺激都不能引起心肌再次兴奋收缩。在舒张期，在正常节律兴奋下达以前，给心脏施加较强刺激可引起一个提前出现的兴奋和收缩，分别称为期前兴奋和收缩。期前兴奋也有不应期，窦房结来的正常节律性兴奋传向心室时，常常落在这个不应期中，因而不能引起心室兴奋收缩，必须等待下一次从窦房结传来兴奋时，才能引起心室肌兴奋收缩。这样在期前收缩后会出现一个较长时间的间歇期，称为代偿间歇。

【实验对象】

蟾蜍或蛙。

【实验器材和药品】

BL-420 生物机能实验系统、张力换能器、蛙心夹、电刺激器、任氏液、蛙类手术器械、铁支架、双凹夹。

【实验步骤】

(1) 打开电脑，进入 BL-420 生物机能系统。

(2) 取蟾蜍一只，破坏脑和脊髓，暴露心脏。

(3) 在心室舒张期用蛙心夹夹住心尖约 1mm，将蛙心夹上的连线连至换能器(见图 6-3)。

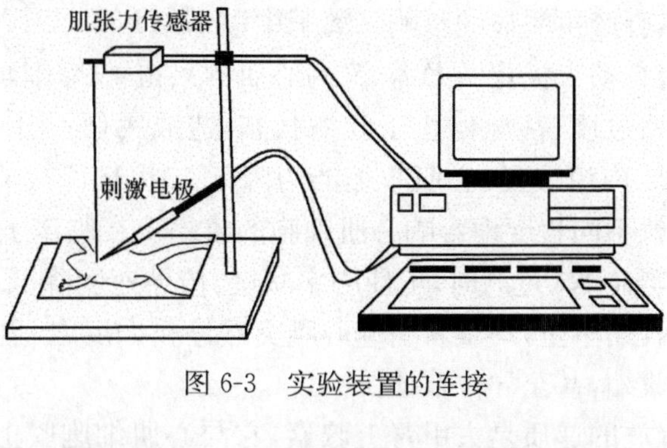

图 6-3　实验装置的连接

(4) 将刺激电极固定于铁支架上，将其电极和心室密切接触。

(5) 选择“实验项目”菜单中的“循环实验”菜单项，以弹出“循环实验”子菜单。在“循环实验”子菜单中选择“期前收缩-代偿间歇”实验模块，见波形随心脏的舒缩而上下移动。

（6）根据心脏的舒缩波形，在心脏收缩期、舒张早期、舒张中期、舒张晚期各给一次刺激，观察心脏舒缩波的变化。待实验结果均成功后，单击工具条上的“停止”项并在指定的文件夹内以“期前收缩” 文件名存盘。

（7）实验结束，反演“期前收缩”文件，剪辑实验结果，并打印之。

【注意事项】

（1）要保证刺激电极在心缩期和心舒期均接触良好，且不能影响正常心率。

（2）在将电刺激施加于心脏之前，先刺激蛙腹部肌肉以检查电刺激是否有效。

（3）用任氏液不时湿润心脏，以免干燥。

实验二　各种离子对心室肌活动的影响

（一）实验预习要点

（1）离体蛙心插管术：蛙心插管插入动脉圆锥后稍向后退，再转向心室中央的方向，于收缩时插入心室腔内，插管是否插入心室，可看插管中的液面是否随心率而上下移动。

（2）保持插管内液面高度的恒定。

（3）实验结果正确记录、编辑和打印方法。

（二）实验指导

【目的和原理】

采用蛙心灌流方法就是断绝器官的血液循环，以其生理营养液，使组织能继续得到代谢原料并维持其生存与活动。此时，实验者可控制灌流液成分以及其他条件以观察这些条件变化时心脏活动的反应。本实验目的是采用离体蛙心灌流的方法，观察某些体液因素对心脏活动的影响。

细胞膜离子通透性的变化，以及由此而出现的离子顺浓度差的跨膜扩散，是可兴奋细胞产生生物电活动的根本原因。因此，心肌细胞膜外离子浓度的改变、对心肌细胞的生物电活动和生理特性必然会产生明显的影响。离子中以 K^+、Na^+、Ca^{2+} 最为重要。Ca^{2+} 即是慢反应型自律细胞缓慢自动去极化所必需，又为心肌的兴奋-收缩耦联所必需。当[Ca^{2+}]增加过多时，将使心肌收缩过度、甚至停止于收缩状态，造成钙僵；当[Ca^{2+}]降低时、膜外-内 Ca^{2+} 浓度梯度减少，Ca^{2+} 内流缓慢，心肌收缩能力降低。由于 K^+、Na^+ 即为引起细胞去极化和复极化所必需，也就不同程度地影响心肌细胞的收缩。在临床上，以血浆 K^+ 浓度的过高或过低，较为常见。当血 K^+ 过高时，可使心率减慢、传导速度降低和收缩力量减弱，造成心动过缓、传导阻滞和收缩不全，严重者引起心跳突然停止。反之，血 K^+ 过低，心脏的自律性增高，容易产生期前收缩，甚至异位节律。

心交感神经末梢释放的递质是去甲肾上腺素，它与心肌细胞膜上的 β 型肾上腺素能受体相结合，产生正性变力、变时和变传导效应。其作用可被 β 型受体阻断剂心得安（普萘洛尔）阻断。迷走神经兴奋时，节后纤维释放递质乙酰胆碱，激动心肌细胞膜上 M 型胆碱能受体，产生负性变力、变时和变传导效应。其效应可被 M 型胆碱能受体阻断剂阿托品阻断。

【实验对象】

蟾蜍或蛙。

【实验器材和药品】

计算机、BL-420、机械-电换能器，铁支架、双凹夹、试管夹、蛙心夹、蛙类手术器械、蛙心插管、滴管、丝线、任氏液、0.65%NaCl、3%$CaCl_2$、3%乳酸溶液、2.5%$NaHCO_3$ 溶液、1∶10 000 去甲肾上腺素溶液、1∶100 000 乙酰胆碱溶液、1∶10 000 心得安溶液(普萘洛尔)、1∶2000 阿托品溶液。

【实验步骤和观察项目】

1. 实验步骤

(1) 取蟾蜍一只，破坏脑和脊髓、暴露心脏。

(2) 在静脉窦下面穿一线备用，在主动脉干下面穿一线留作固定插管用，再在左侧分支下穿过一线，结扎之。

(3) 用眼科剪在主动脉的根部(靠近动脉圆锥处)剪一斜口(注意要剪破血管内膜，但不要把血管剪断)。左手持左侧分支上的结扎线向后拉，右手执盛有少量任氏液的蛙心插管由此插入动脉圆锥然后将插管稍向后退，再转向心室中央的方向，于收缩时插入心室腔内，插管是否插入心室，可看插管中的液面是否随心率而上下移动。如已插入心室，结扎固定插管的线并将结扎线固定于插管侧面的小突起上。

(4) 结扎静脉窦下面的备用线(注意不要扎住静脉窦，以免心脏停搏)，提起插管、剪断左右侧分支，前后腔静脉等(注意勿损伤静脉窦)，将心脏摘出。吸去蛙心插管内的血液并用任氏液灌洗数次，直至插管内任氏液完全澄清无色为止。

(5) 用试管夹将蛙心插管固定于铁支架上，用蛙心夹在心室舒张时夹住心尖约 1mm。将蛙心夹上连线连至机械电换能器的小梁上(注意不要让心脏和机械电换能器的小梁受到过度牵拉)。将机械换能器连接在 BL-420 的一通道上。BL-420→实验项目→循环实验→蛙心灌流(单击)→进入实验界面。

2. 观察项目

(1) 描记正常心跳曲线并分析：曲线的疏密，代表心跳的频率，可根据纸速来计数；曲线的规律性，代表心跳的节律性；曲线的幅度，代表心室收缩的强弱；曲线的顶点水平，代表心室收缩的程度；曲线的基线，代表心室舒张的程度。

(2) 离子的影响

1) 将蛙心插管内任氏液全部吸出，换入 0.65%NaCl 溶液，观察曲线变化。

2) 将 0.65%NaCl 溶液吸出，换以任氏液，加入 3%$CaCl_2$ 溶液 1～2 滴，观察曲线变化。

3) 将含 $CaCl_2$ 的溶液吸出，换以任氏液，加入 1%KCl 溶液 1～2 滴，观察曲线变化。

(3) 递质与受体阻断剂的作用：把含 KCl 的溶液吸出，换以任氏液，加入 1∶10 000 去甲肾上腺素溶液 1～2 滴，混匀，待作用明显后，换入任氏液。待心跳恢复正常后，加入 1∶10 000 心得安 1～2 滴，观察此时曲线有无变化？然后，再滴加与前面等量的去甲肾上腺素，混匀，观察曲线变化。

把上述液体吸出，换以任氏液，加入 1∶100 000 乙酰胆碱溶液 1～2 滴，待作用出现后，换以任氏液，待心跳恢复后，加 1∶2000 阿托品溶液 1 滴，观察曲线有无变化？此时再滴加与前面等量的乙酰胆碱，观察曲线是否有变化？

（4）酸碱的影响

1）加 2.5%$NaHCO_3$ 溶液 1 滴于新换入的任氏液中，待效果明显后吸出换以任氏液。

2）待曲线恢复后，加 3%乳酸溶液 1 滴，待效应明显后，再加 2.5%$NaHCO_3$ 溶液 1 滴，观察曲线变化。

【注意事项】

（1）心脏插管时，勿戳穿心壁，摘出心脏时，勿损伤静脉窦。

（2）每次换液时，液面应保持一定的高度。

（3）当药物作用明显时，应立即吸出全部灌流液，换以任氏液灌流数次，待心跳恢复正常后才能进行下一实验项目。

（4）每次换液或滴加试剂均需在记录纸上作出标记。

（5）滴管应专管专用，以免沾污试剂。

（6）实验中如心跳停止，换液后，可用滴管插至底部，将灌流液挤入心室，反复数次人工起搏使其恢复跳动。

实验三　心音听诊和血压测量

（一）实验预习要点

1. 心音听诊实验

（1）心音听诊区。

（2）心音听诊的内容。

（3）心音听时的注意事项。

2. 血压测量实验

（1）人体动脉血压的测量方法。

（2）收缩压，舒张压的判断。

（3）收缩压，舒张压的正确书写法。

（二）实验指导

人体心音听诊

【目的和原理】

人体心音听诊是指将听诊器放在心前区胸壁的一定部位听到的声音。根据心音发生在心动周期的特定时期，其音调和持续时间的特点规律，对于临床诊断心脏疾病有一定意义。本实验的目的在于初步掌握心音听诊的方法、正常心音的特点及产生机制，结合触诊颈动脉搏动区分第一心音和第二心音。

在一个心动周期中，由于心肌的舒缩、瓣膜的启闭及血液通过时撞击心室壁大动脉的作用以及形成的涡流等因素引起的机械振动，产生了心音。正常心脏共有四个心音，即第一心音、第二心音、第三心音和第四心音。但在大多数情况下只能听到第一和第二心音。在某些健康儿童和青年人有时可听到第三心音。第一心音发生在心缩期，标志着心室收缩的开始，在心尖搏动区（左第五肋间隙锁骨中线）听得最清楚。其特点是音调较低，持续时间较长，心肌收缩力越强，第一心音也越响。第二心音发生在心舒期，标志着心脏舒张的开始，它在成分上分主动脉音和肺动脉音，分别在主动脉瓣区和肺动脉瓣区听到最清楚。它的产生是由于主动脉瓣和肺动脉瓣的迅速关闭，血流冲击主动脉和肺动脉壁根部以及心室内壁振动引起的。其特点为音调较高，持续时间较短，其强弱反映了主动脉和肺动脉压的高低。第三心音发生在快速充盈期末，是一种低频、低振幅的心音，它的形成可能是由于心室快速充盈末，血流充盈减慢，血流速度的改变形成了一种力量使心室壁和瓣膜发生振动而产生的。

【实验对象】

人。

【实验器材】

听诊器。

【实验步骤和观察项目】

1. 确定正常心音的听诊部位　嘱受试者解开上衣，暴露心前区胸壁，端坐于检查者的对面，然后观察并用手触诊受试者心尖搏动的大体位置，认清正常心音听诊的各部位（见图 6-4）。

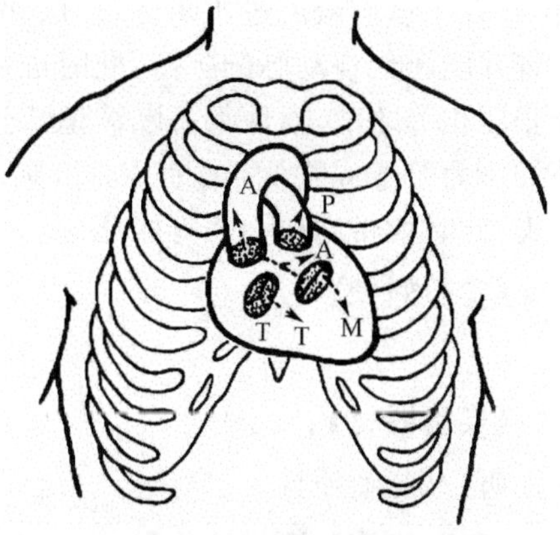

图 6-4　心音听诊部位

M：二尖瓣区　A：主动脉瓣区　P：肺动脉瓣区

T：三尖瓣区

（1）二尖瓣听诊区：在第五肋间与左锁骨中线交点的稍内侧（心尖搏动处）。

（2）三尖瓣听诊区：胸骨右缘第四肋间或胸骨剑突下。

（3）主动脉瓣第一听诊区：胸骨右缘第二肋间。

（4）主动脉瓣第二听诊区：胸骨左缘第三肋间。

（5）肺动脉瓣听诊区：胸骨左缘第二肋间。

2. 辨别心音　检查者可按上述次序顺次听诊。在心前区任何部位均可听到两个心音，根据两个心音的特点，结合触诊颈动脉搏动帮助区别第一心音和第二心音。第一心音几乎与颈动脉搏动同步，第一心音与第二心音间隔时间小于第二心音与第一心音之间的间隔时间。

3. 比较　比较心尖部与心底部两心音的强弱。

【注意事项】

（1）保持室内安静。

（2）使听诊器的耳器方向与被检者外耳道的方向一致。

（3）尽量避免听诊器胸件或胶管与其他物体摩擦，必要时可嘱受试者暂停呼吸，以便听诊。

人体动脉血压的测定

【目的和原理】

人体动脉血压的测定有直接法和间接法，由于后者无创伤、易测定而被临床广泛采用。本实验的目的为学习间接法测定动脉血压的原理，并测定人体肱动脉的收缩压与舒张压的正常值。

血压是指血管内的血液对于单位面积血管壁的侧压，目前采用千帕（kPa）为单位（1mmHg＝0.133kPa）。动脉血压随心室的舒缩活动而周期性地波动。主动脉压在收缩期的中期达到最高值，称为收缩压，在左心室舒张期之末降到最低值，称为舒张压。

主动脉血压不易测定，大动脉血压的落差很少，通常用肱动脉压代表主动脉压。肱动脉压是用血压计与听诊器加以测定的，即采用 Korotkoff 听诊法测定。通常血液在血管内流动时没有声音。当用橡皮气球将空气打入缠缚于上臂的袖带内使其压力超过收缩压时，肱动脉血流完全被阻断，此时，听诊器探头按于被压的肱动脉远端听不到任何声音，也触不到桡动脉脉搏。如徐徐放气降低袖带内压力，当袖带内压力等于或略低于肱动脉的收缩压时，才有少量血液流过压闭区，形成涡流而发出声音，于是用听诊器可在远侧血管壁听到震颤音并能触到桡动脉的脉搏，此时袖带内的压力即为收缩压。继续减压直到袖带内压力与舒张压相等之前，血液都是断续地流过压闭区，所以一直能听到声音。如果继续放气，以致外加压力等于或略低于舒张压时，则血管内血流便由断续变成连续，声音突然由强变弱或消失，此时袖带内压力为舒张压。

【实验对象】

人。

【实验器材】

听诊器、血压计。

【实验步骤和测量项目】

1. 熟悉血压计的结构 血压计由检压计、袖带和气球三部分组成。检压计是一个标有刻度的玻璃管，上端通大气，下端和水银储槽相通。袖带是一个外包布套的长方形橡皮囊，借橡皮管分别和检压计的水银储槽及橡皮球相通。气球是一个带有螺丝帽的球状橡皮囊，供充气或放气之用。

2. 测量方法 见图 6-5。

（1）让受试者脱去右臂衣袖，静坐桌旁 5min 以上。

（2）松开血压计气球的螺丝帽，驱出袖带内的残留气体后将螺丝帽旋紧。

（3）让受试者前臂平放于桌上，掌心向上，使前臂与心脏位置等高。将袖带缠于上臂，袖带下缘至少位于肘关节上 2cm，松紧适度。

（4）将听诊器两耳器塞入外耳道，使耳器的弯曲方向与耳道一致。

（5）在肘窝内侧用手指触及肱动脉所在，将听诊器探头置于上面。

3. 测量项目

（1）测量安静、坐位时的血压。

1）测量收缩压：用橡皮气球将空气打入袖带内，使血压计水银柱逐渐上升到听诊器听不到脉搏音后，继续打气使水银柱再上升 20mmHg，随即松开气球螺帽，徐徐放气，以降低

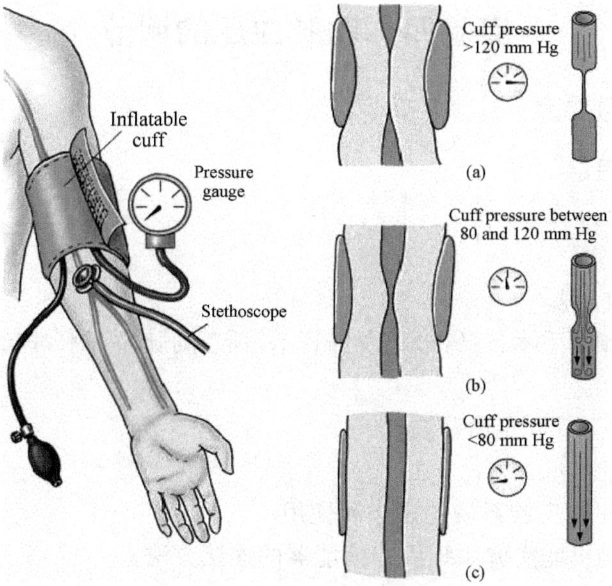

图 6-5 动脉血压测量方法

袖带内压，在水银柱缓慢下降的同时仔细听诊，当突然出现“崩崩”样的动脉音时，血压计上所示水银柱刻度即代表收缩压。

在测量过程中，测试者如以示指及中指按在桡动脉上，在听诊突然出现声音同时，可触到脉搏搏动。

2）测量舒张压：继续缓慢放气，声音由弱变强，而后由高突然变低，最后则完全消失，在声音由强变弱这一瞬间，血压计上水银柱刻度即代表舒张压。血压记录通常以收缩压/舒张压 mmHg 表示。如 100/70mmHg。

（2）测量运动后的血压：打开袖带与检压计的皮管头，令受试者在室外跑跳 2min 后，立即将接头接好，测定血压观察运动后的血压变化。

（3）测量不同体位的血压：让受试者躺在实验台上休息 5min 后测量其血压，再测量取坐位后的血压。然后让受试者严格地取立正姿势 15min，在这段时间内每分钟测量血压一次，记录不同体位时所测得的血压。

【注意事项】

（1）室内必须保持安静，以利听诊。

（2）被测者必须静坐，右上臂与心脏处于同一水平。

（3）袖带高低合适、松紧适宜。

（4）听诊器探头放在动脉搏动处，不可用力压迫探头。

（5）测定血压时，需连测 2～3 次，取其最低值。如血压超过正常范围，应让受试者休息 10min 后复测。

（6）每次血压测试应在半分钟内完成，否则引起静脉充血或不适，反射性引起血压变化。

实验四　动脉血压的调节

(一) 实验预习要点

1. 家兔麻醉和固定

(1) 药品和剂量。

(2) 给药方法。

(3) 固定体位和方法。

2. 手术操作　颈部手术:气管分离及插管术,颈总动脉插管术,神经分离术。

3. 给药途径

(1) 耳缘静脉留置针固定给药法。

(2) 颈外静脉给药法。

4. BL-420 生物机能实验系统的操作和使用

(1) BL-420 生物机能实验系统压力换能器的连接方法。

(2) BL-420 生物机能实验系统记滴器的连接方法。

(3) 实验结果正确记录、编辑和打印方法。

(二) 实验指导

【目的和原理】

通过家兔急性实验,采用直接法测量动脉血压,观察各种神经、体液因素对动脉血压的影响,加深理解心脏与血管活动的神经体液调节机制。

心脏接受交感神经系统的心交感神经和副交感神经系统的迷走神经的双重支配,心迷走神经节后神经元轴突末梢释放递质乙酰胆碱,与心肌细胞膜上的 M 型胆碱能受体结合,导致心率减慢,心房肌收缩力减弱、不应期缩短及房室传导速度减慢、心输出量减少、血压下降。心交感神经节后神经元轴突末梢释放递质去甲肾上腺素,与心肌细胞膜上的 β_1 受体结合,导致心率加快,房室传导速度加快、心房肌和心室肌的收缩能力加强,促进心脏活动,血压升高。

血管平滑肌主要接受交感神经系统的交感缩血管神经的支配,节后神经元轴突末梢释放递质去甲肾上腺素,与血管平滑肌的肾上腺素能 α 受体结合将导致血管平滑肌收缩,与 β_2 受体结合则引起血管平滑肌舒张。但是,去甲肾上腺素与 α 受体的亲和力强,故以血管收缩效应为主。

颈动脉窦和主动脉弓压力感受性反射(减压反射)是典型的负反馈调节机制。当动脉血压升高时,刺激了颈动脉窦和主动脉弓的压力感受器,冲动分别经窦神经(并入舌咽神经)及迷走神经进入中枢(家兔的主动脉弓的传入神经在颈部自成一束,称为减压神经,在颅底减压神经并入迷走神经)。感觉传入使心迷走中枢的紧张性增强,交感中枢的紧张性降低,从而心迷走神经传出冲动增多而心交感神经传出冲动减少、交感缩血管神经传出冲动减少,结果心输出量减少,血管舒张、外周阻力降低,静脉回心血量减少,动脉血压下降。

心血管活动还受到循环血液中的去甲肾上腺素和肾上腺素的调节。

【实验对象】

家兔。

【实验器材和药品】

BL-420 微机化实验教学系统、压力换能器、兔手术台、手术灯、手术器械、气管插管、动脉夹、刺激器、保护电极、三通管、注射器(2ml,5ml,20ml)、9 号头皮针、三通、纱布、0 号丝线、4 号丝线。20%氨基甲酸乙酯溶液(乌拉坦)、0.5%肝素溶液、1∶10 000 去甲肾上腺素溶液(NA)、1∶10 000 盐酸肾上腺素溶液(Adr)、1∶100 000 乙酰胆碱溶液(Ach)、垂体后叶素溶液(1U/ml)、生理盐水。

【实验步骤和观察项目】

1. 实验步骤

(1) 动物的麻醉与固定:取兔、称重。由耳缘静脉缓慢注入 20%乌拉坦(5ml/kg),待兔角膜反射或脚趾疼痛反射完全消失、呼吸减慢后,将其仰卧固定于兔台上,剪去颈部兔毛。

(2) 分离颈部神经、气管和血管:分离气管、左侧颈总动脉、右侧迷走神经、右侧减压神经、交感神经。

1) 暴露气管并分离,在下方穿一根 4 号线并作气管插管。

2) 分离左颈总动脉,分离右侧迷走神经、减压神经:在气管两侧深处,可见到与其平行的左、右颈总动脉,颈总动脉旁有一束神经与动脉伴行,这束神经包括有迷走神经(最粗),减压神经(最细)和交感神经。用玻璃分针或止血钳做钝性分离,先分离出右侧减压神经、迷走神经、交感神经,然后分离左侧颈总动脉,分别穿线(用不同颜色线加以区分)。

(3) 进行血管插管:用一根丝线将已分离的颈总动脉远心端结扎,用动脉夹夹闭近心端。在尽可能靠远心端结扎处用眼科剪作一斜切口,然后向心脏方向插入充有肝素溶液的动脉插管,用另一根丝线将动脉插管束紧,再固定至插管的橡皮圈上以防插管脱落,使颈总动脉通过插管与 BL-420 生物机能实验系统的血压传感器相连。

(4) 打开计算机,进入 BL-420 生物机能实验系统,选择“实验项目”菜单中的“循环实验”子菜单,单击“兔动脉血压调节”实验模块,进入动脉血压的调节界面,即可进行实验观测。注意:调整好计算机参数后,在整个实验过程中不要再变动。

2. 观察项目

(1) 观察正常血压和心率曲线:正常血压曲线可以看到三级波(图 6-6):

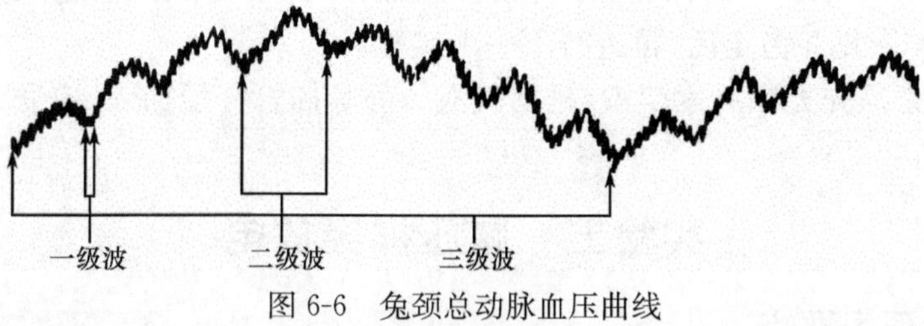

图 6-6　兔颈总动脉血压曲线

一级波(心率波):是由心室舒缩所引起的血压波动。心收缩时上升,心舒张时下降,其频率与心跳频率一致。

二级波(呼吸波):是由呼吸运动所引起的血压波动,其频率与呼吸频率保持一致。

三级波:不常出现,可能与心血管中枢的紧张性有关。

(2) 夹闭颈总动脉:用动脉夹夹闭右侧颈总动脉 15s,观察血压的变化。

(3) 电刺激减压神经:首先将保护电极与刺激输出线(最右端通道)连接,再将减压神经轻轻搭在保护电极上,选择刺激参数:刺激强度 6V,刺激频率 (即周期)20～25ms,用鼠标点开关,刺激 15～20s,观察血压和心率的变化。然后将减压神经双结扎,剪断后分别刺激减压神经中枢端和外周端,观察血压和心率的变化。

(4) 电刺激迷走神经:方法同电刺激减压神经。

(5) 药物对血压的影响:待血压稳定后,依次自耳缘静脉注射下列药物,观察血压变化(可根据课时情况选择其中部分项目)。

1) 1∶10 000 NA 0.1ml/kg。

2) 1∶10 000 Adr 0.1ml/kg。

3) 1∶100 000 Ach 0.05ml/kg。

4) 垂体后叶素(1IU/ml)0.2ml。

(6) 兔耳血管网的观察。首先观察比较两侧兔耳血管网的数目和充血情况,然后结扎一侧交感神经并在结扎线尾侧剪断该神经,片刻后观察同侧兔耳血管情况,然后电刺激同侧交感神经的头侧端(外周端),刺激参数同电刺激减压神经,观察兔耳血管网的变化。关闭刺激后,稍等片刻,再观察血管网的数目和充血情况(见图 6-7)。

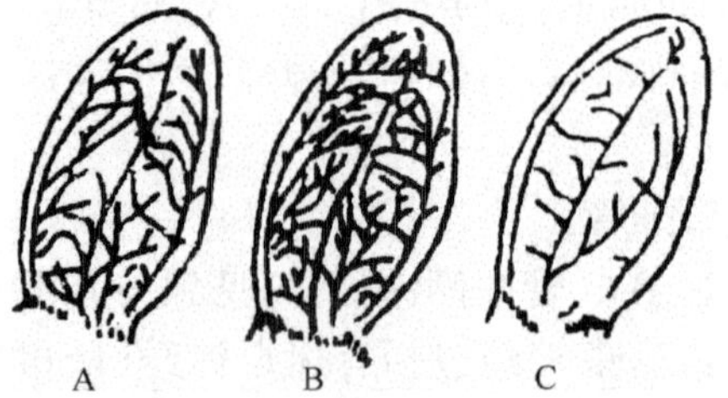

图 6-7 兔耳血管网反应

A. 正常;B. 结扎一侧交感神经并在结扎线尾侧剪断该神经;C. 电刺激同侧交感神经的头侧端(外周端)

【注意事项】

(1) 麻醉药注射量要准,速度要慢,同时注意呼吸变化,以免过量引起动物死亡。如实验时间过长,动物苏醒挣扎,可适量补充麻醉药。

(2) 在整个实验过程中,要保持动脉插管与动脉方向一致,防止刺破血管或引起压力传递障碍。

(3) 手术操作时,动作要轻,以减少不必要的手术性出血和休克。

(4) 注意保护神经不要过度牵拉,并经常保持湿润。

(5) 实验中,注射药物较多,注意保护耳缘静脉。

(6) 每次给药后均以少量生理盐水冲洗注射器,以保证药液完全进入体内。每项实验后,应等血压基本恢复并稳定后,再进行下一项实验。

(7) 插管前必须先充满肝素溶液,排出气泡。静脉插管一经插入,应立刻缓慢滴注生理盐水,以防凝血。

实验五 减压神经放电

(一) 实验预习要点

1. 家兔麻醉和固定

(1) 药品和剂量。

(2) 给药方法。

(3) 固定体位和方法。

2. 手术操作 颈部手术:气管分离及插管术,分离减压神经 ,引导电极的安放。

3. 给药途径

(1) 耳缘静脉留置针固定给药法。

(2) 颈外静脉给药法。

4. BL-420 生物机能实验系统的操作和使用

(1) BL-420 生物机能实验系统。

(2) 观察正常时减压神经放电情况。

(3) 实验结果正确记录、编辑和打印方法 。

(二) 实验指导

【目的和原理】

心血管活动的神经调节是通过反射活动实现的,其中减压反射是维持动脉血压相对稳定的主要机制之一。减压神经是主动脉弓压力感受器的传入纤维。多数哺乳类动物的减压神经在颈部混入迷走神经。家兔则自成一束,与迷走神经伴行,称主动脉神经或减压神经。本实验目的在于观察家兔在体减压神经输入冲动的发放与动脉血压、心率的关系,进一步加深对减压反射的理解和认识。

减压反射具有稳定动脉血压的作用。减压神经的传入冲动频率随动脉血压的改变而变化。当动脉血压突然升高时,压力感受器的传入冲动也随之增多,压力感受性反射活动增强,结果导致心率减慢、心肌收缩力减弱、心输出量减少、血压回降。反之,当动脉血压突然降低时,压力感受器的传入冲动减少,压力感受性反射活动减弱,导致心率加快、血管阻力增大、血压回升。从而保证动脉血压的稳定。

本实验目的在于观察家兔在体减压神经传入冲动的发放,借以加深对减压反射的理解和认识。

【实验对象】

家兔。

【实验器材和药品】

BL-420 微机化实验教学系统、监听器、保护刺激电极、压力换能器、兔手术台、手术灯、手术器械、气管插管、动脉夹、三通管、注射器(2ml,5ml,20ml)、9 号头皮针、三通、纱布、0 号丝线、4 号丝线。20%氨基甲酸乙酯(乌拉坦)、0.5%肝素、1∶10 000 去甲肾上腺素(NA)、1∶100 000 乙酰胆碱(Ach)、生理盐水。

【实验步骤和观察项目】

1. 动物的麻醉与固定 取兔、称重。由耳缘静脉缓慢注入 20%乌拉坦溶液(5ml/kg),待兔角膜反射或脚趾疼痛反射完全消失、呼吸减慢后,将其仰卧固定于兔台上,剪去颈部兔毛。

2. 分离神经 于颈部正中纵行切开皮肤约 7cm,分离颈部软组织。暴露气管并分离,在下方穿一根 4 号线并作气管插管。左手握住切口处皮肤和软组织，以食指作反衬，使颈部气管旁软组织外翻，此时即可见一侧的血管神经丛。丛内包含颈总动脉、迷走神经、减压神经和交感神经。其中迷走神经最粗，交感神经次之，减压神经最细，分离减压神经，注意分离时尽量避免损伤血管，以免影响实验结果。并随时用温热生理盐水湿润神经。

3. 观察减压神经放电

（1）记录正常的减压神经放电：减压神经的群集放电波形，呈三角形，幅度先大后小，群集放电节律与心率同步，同时能听到监听器发出类似火车开动的声音（见图 6-8）。

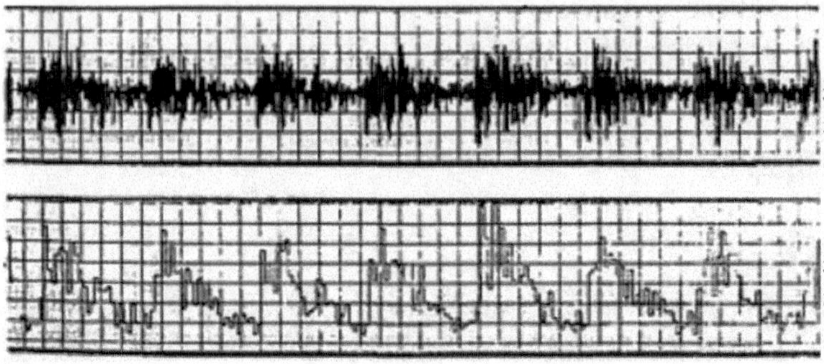

图 6-8 减压神经放电（1 通道）及减压神经放电直方图（2 通道）

（2）静脉注射乙酰胆碱：从耳缘静脉注射 1∶100 000 乙酰胆碱 0.5ml 并做好标记，开始注药的同时，观察减压神经放电的变化。

（3）静脉注射去甲肾上腺素：从耳缘静脉注射 1∶10 000 去甲肾上腺 0.5ml 并做好标记，开始注药的同时，观察减压神经放电的变化。

（4）切断减压神经，分别在中枢端或外周端记录，观察有何变化。

【注意事项】

（1）手术过程中尽量避免损伤血管，以免出血过多影响实验结果。

（2）实验过程中保持减压神经的温度和湿润。

实验六 离体心脏灌流方法

【实验原理】

离体动物心脏给予适当的灌流液，可在一定的时间内保持其白发节律的舒缩活动。常用的离体心服灌流方法包括 Straub 法、八木-Hartung 法与 Langendorff 法。Straub 法与八木-Hartung 法适用于观察药物直接对两栖类动物如青蛙、蟾蜍等离体心脏收缩力、传导与心排出量等的影响；而 Langendorff 法则适用于研究药物对哺乳动物如兔、脉鼠、大白鼠和猫等离体心脏的影响，除观察药物对心肌的直接作用外，还可观察药物对冠脉血流量的影响。

【实验方法】

（一）Straub 法

取青蛙 1 只，用探针从枕骨大孔处插入，破坏脑和脊髓后，仰位固定于蛙板上。依次剪开皮肤,剪去胸骨,开胸暴露心脏。用眼科剪剪开心包膜,暴露心脏。结扎右主动脉,在左主动脉下打一松结备用。然后在左主动脉上剪一"V"形切口,将盛有任氏液的蛙心插管从剪口处插入主动脉(套管内液面随心室搏动而上下波动,表示已插入心室),再扎紧松结并固定在套管小钩上。用吸管吸去套管内的血液,以任氏液连续冲洗几次,至无红色为止。剪断左右主动脉,轻轻提起心脏,在心脏背面静脉窦与上下腔静脉之间用线结扎,结扎时注意勿扎及静脉窦(蛙心起搏点所在位置)。在结扎线以下剪断使心脏与蛙体分离,然后将蛙心套管闻定在铁支架上,用一端带有长线的蛙心夹夹住心尖(在心脏舒张期夹),另一端连在张力换能器上,连接于多导生理记录仪或计算机。待心脏活动稳定后,描记一段正常心脏收缩曲线,同时记录心率后,即可加待试药液入插管中。记录收缩幅度利心率变化。

【注意事项】

(1) 结扎上下腔静脉时,切勿将静脉窦扎住。

(2) 经常给心脏表面滴加任氏液,保持其湿润。

(二)八木-Hartung 法

取青蛙1只,破坏脑和脊髓后,仰位固定于蛙板上。同 Straub 法打开胸腔暴露心脏。用玻璃针穿过主动脉下面,将心脏向上翻转,暴露出静脉窦与腔静脉,把连在下腔静脉上的心包膜剪去,注意勿损伤静脉。将一条线穿过下腔静脉的下方,另一条线穿过主动脉下方,结扎除主动脉及下腔静脉外的全部血管。用眼科剪在下腔静脉剪一切口(剪口尽量靠下),把已盛有任氏液的八木氏蛙心插管或有刻度的蛙心静脉套管从此口插入,结扎固定并冲洗心脏。洗净余血后再翻正心脏,绕主动脉干穿一条线备用,在左侧主动脉上剪一小切口,将蛙心动脉套管插入,并结扎固定。观察心脏每次收缩有无液体从动脉套管内流出,如果能顺利流出液体,则剪断上下腔静脉和主动脉,使心脏与蛙体分离。将动脉套管与静脉套管合起来,让由动脉流出的液体流入有刻度的静脉套管内,如此形成离体循环系统。用任氏液反复冲洗静脉套管内的灌流液,至无色透明为止。将静脉套管内的液柱高度调节到1.5～2.0cm,在整个实验过程中保持液柱高度不变。在蛙心舒张时用蛙心夹夹住心尖,连接在张力换能器上,连接于多导生理记录仪或计算机。待心脏活动稳定后,记录给药前每分钟的心脏收缩力、心率及心输出量。然后向套管内加药,观察上述各项指标的变化。

【注意事项】

(1) 操作中切勿损伤静脉窦。

(2) 离体心脏表面应经常保持湿润。

(3) 静脉套管内任氏液液面高度应保持恒定。

(三)Langendorff 法

取豚鼠1只,称重后麻醉,迅速开胸暴露心脏,剪破心包膜,轻轻提起心脏,剪断上下腔静脉、肺动脉、主动脉及心脏周围的组织,摘出心脏。在整个手术过程中,注意不要损伤心脏。于接近心脏的主动脉根部保留约1.0cm的长度,备心脏插管用。心脏摘出后立刻置于预先备好的充氧冷 Kreb's-Henseleit (K-H)液中,以手指轻压心室以利于其中残血排出,防止凝血块形成。将主动脉用棉线出定于灌流装置的心脏套管上:套管插进主动脉不宜过深,以免损伤主动脉瓣及堵住冠状动脉开口。以 37℃的灌流液(氧饱和的 K-H 液)进行灌流。灌流液的压力和温度应严格保持恒定。灌流液瓶的向度一般应距心脏 60～80cm ,可按心脏大小适当调整,以冠脉血流量为 5～8ml/min 为宜。压力过低使冠状血管的灌流量不足,压力过高,则使大量灌流液丢失,并可因主动脉根部过于扩张,而导致主动脉瓣闭锁不全。用蛙心夹夹住心尖,经张力换能器连接于计算机或多导生理记录仪。稳定 20～30min 后,先描记一段正常心脏活动曲线,然后进行药物实验观察。药物溶液经心脏套管侧支管道注入心脏,也可用灌流液配成一定浓度的药液进行灌流。

【注意事项】

(1) 摘取心脏动作要快、应排空心脏中的残血。

(2) 向主动脉插入心脏套管时,不可过深,以防损伤主动脉瓣及堵塞冠状动脉入口。

(3) 灌流液要保证有足够的氧和恒定的灌流压力及温度。

实验七　离体血管舒缩功能的测定

【实验原理】

小动脉和微动脉是机体主要的阻力血管,机体通过对血管内径的调节,进而调节器官的血液供应和机体血流的分布。动脉平滑肌的张力是决定血管内径的主要因素,进而影响外周血管的阻力。离体条件下观察药物对动脉血管(尤其是阻力血管)平滑肌张力的影响,可为阐明药物的药理特性提供直接的依据。在近 30 年的在体和离体实验研究中将直径为 100～300μm 的动脉作为阻力血管研究。但是,由于技术的原因,目前很难给阻力血管确切的定位和标准。通常使用大鼠离体胸主动脉、腹主动脉、肠系膜动脉、肾动脉、大脑中动脉和冠状动脉实验来直接观察药物对血管平滑肌功能的影响。

将离体动脉血管置于模拟内环境的生理盐溶液中,在一定时间内,去除神经和体液调节的动脉血管仍可保持其对血管收缩剂或舒张剂的正常反应。利用此原理可观察一些药物对血管环基础张力的影响以及对其收缩和舒张功能的影响,并探讨某种药物对动脉血管平滑肌的作用及其机制。根据实验结果得出某药物(激动药或拮抗药)的量效曲线,从而能够清楚地了解药物的药理特性,为药物间药理特性的比较提供依据。下面以成年 SD 大鼠为例来进行具体介绍。

【实验方法】

离体胸主动脉、腹主动脉舒缩功能的测定

1. 材料

(1) 模拟内环境的生理盐溶液组分

Kerb's-Henseleit 液(克氏液、K-H 液)(mmol/L):NaCl 118,KCl 4.75,KH_2PO_4 1.19,$MgSO_4$ 1.19,$NaHCO_3$ 25,glucose 10.0,$CaCl_2$ 2.54;95% O_2 + 5% CO_2,pH = 7.35～7.45,37℃。

Tyrode 液(台氏液)(mmol/L):NaCl 143,KCl 5.4,$MgCl_2 \cdot 6H_2O$ 0.5,NaH_2PO_4 ·

$2H_2O$ 0.3，HEPES 5，glucose · H_2O 3.5，$CaCl_2$ · $2H_2O$ 1.8；100% O_2，pH＝7.30～7.40，37℃。

上述溶液的组分，在不同参考资料中可能有差异，但是都遵循一个规律，满足和内环境类似的离子成分、渗透压、缓冲对、营养、酸碱度、温度、通氧等。

(2) 仪器：血管灌流及记录系统，TBM4M 放大器和 FOPT 10 换能器，由美国 WPI 公司生产。

2. 步骤　以成年 SD 大鼠腹主动脉环为例介绍操作步骤，取成年雄性 SD 大鼠(避免雌激素干扰)，击昏鼠头部处死，迅速打开胸腹腔，取出腹主动脉置于预冷的克氏液或台氏液中。将动脉表面粘连的结缔组织分离干净，剪成大约 2～3m 的环形标本。去除内皮的标本，用细钢丝插入血管均匀滚动破坏其内皮。将血管环标本悬挂于 37℃的克氏液或台氏液浴槽中，持续通 95%O_2+5%CO_2 或 O_2(克氏液通 95%O_2+5%CO_2，台氏液通 O_2)，连接张力换能器，记录血管张力的变化。血管环基础张力为 1g(大鼠肺动脉血管环的基础张力也为 1g；大鼠的腹腔静脉、人的乳内动脉基础张力均为 0.5g)，经平衡 1h 后(大鼠的肺动脉、腹腔静脉平衡时间也为 1h；兔的肺动脉、人的乳内动脉平衡时间则为 2h)，加去甲肾上腺素 NE 1μmol/L 以检验标本活性(收缩幅度小于 300mg 者弃去)，然后冲洗血管使张力恢复至基线，稳定 30min 后重复给予 NE，待血管收缩达稳定值后，逐步增加舒血管物质(如 ACh，钙拮抗剂等)的浓度(最高浓度不超过 10^{-4}mol/L)，各浓度点可采用 3×10nmol/L，因为 Log3＝0.47≈0.5，易于制作量效曲线。用 ACh 对血管是否舒张来作为判断血管内皮是否完整的依据。

【注意事项】

(1) 克氏液或台氏液的 pH 对实验成功很重要，当血管环收缩功能不好时，应重新测定并调整 pH；

(2) 标本勿用手拿，应用镊子取，亦不能在空气中暴露过久，以免失去兴奋性；

(3) 当天用不完的标本可在 4℃冰箱保存 1～2d；

(4) 1μmol/L 去甲肾上腺素内需加一滴维生素 C 注射液以防止去甲肾上腺素氧化失效。

实验八　大鼠尾动脉压测量方法

大鼠尾动脉压测量是采用一种无创伤性的测量方法，其优点是在大鼠清醒状态下，可反复、多次进行测定，方法简便易操作，在同等条件下的重复性较好。适合于评价高血压的预防和治疗效果等慢性动物实验的研究。主要的影响因素是实验环境和温度，包括声音和光线等环境，温度对大鼠尾动脉压力测定的影响最为显著。因此，要保证大鼠尾动脉压检测的准确性和良好的重复性，则必须严格控制好实验环境与温度。

【实验原理】

大鼠尾动脉压的测定与人体血压测定在原理上是一致的，所采用的方法大致有两种：一是用红外线的方法；二是与测定人血压的方法相同。本文着重介绍方法二。在大鼠尾巴的根部套一可充气、放气的压力圈，压力圈上接 1 个三通，一侧给予充气加压或放气减压，另一侧接压力传感器检测压力圈内的压力变化。在压力圈的后方安放脉搏波传感器来感受尾动脉的搏动。当逐渐增加压力圈内的压力时，其压力圈后端的尾动脉搏动开始减弱，当压力圈内的压力超过尾动脉压时，尾动脉搏动消失，此时，脉搏波图形为一直线。当逐渐减小压力圈内的压力等于或小于尾动脉压力时，尾动脉搏动出现，此时，记录到的脉搏波图形所对应的压力值，即为大鼠尾动脉收缩压。当尾动脉波形与对照相同时，此时，所对应的压力值为舒张压。

【记录方式】

大鼠尾动脉压力的记录方式比较多，如压力表读数法；二道记录仪记录法，上线记录压力曲线，下线记录尾动脉搏动曲线；计算机采集与处理系统等可根据实验室配置来选择，最好是选择计算机采集与处理系统。这种记录方法在波形的采集与数据的处理上，其准确度远高于其他方法，能较正确地反映大鼠尾动脉压的变化。

【注意事项】

(1) 大鼠尾动脉压是在清醒状态下测定的，要求实验室保持绝对的安静，隔音效果要好，减少声响对大鼠的刺激而引起尾动脉压力的波动。

(2) 实验室要有恒温设施，温度一般控制在 25～28℃。因为，大鼠尾巴对环境温度的敏感性较高，温度过高引起尾动脉扩张；温度过低则引起尾动脉收缩，这样都会影响尾动脉压的检测结果。

(3) 要求定时测量尾动脉压。大鼠尾动脉压力在一天当中，不同的时间是会有差别的。因此，做到定时测量才会提高前后和组间的可比性。

（聂黎虹　李光华）

第七章　呼吸系统实验

实验一　人体肺容量和肺通气量的测定

【实验目的】

本实验目的是学习人体肺通气功能的测定方法，并了解其测定意义。

【实验原理】

肺容量是指肺容纳的气体量，在呼吸过程中不断变化，肺通气量为单位时间内进肺或出肺的气体总量。肺容量和肺通气量的测定，在一定程度上可反映肺的通气机能。人的性别、年龄及运动情况都会产生不同的呼吸气量。

肺活量＝潮气量＋补吸气量＋补呼气量。肺活量可以反映人体呼吸运动的机能。肺活量的大小与性别、年龄、体表面积、胸廓的大小、呼吸肌发达程度以及肺和胸壁的弹性等因素有关，而且有较大的个体差异。正常成人肺活量的平均值：男性约为 3500ml，女性约为 2500ml，高水平运动员可达 7000ml 之多。运动锻炼既能使人的肺活量水平提高，也能延缓肺活量的衰减。

时间肺活量：用力吸气后，作最深最快的呼气，在头 3s 内所呼出的气体量各占肺活量的百分数。正常成人在第 1、2、3 秒末呼出的气体量占肺活量的百分数平均各为：83%、96%、99%。时间肺活量更能反映肺组织的弹性和呼吸道的通畅能力。时间肺活量是一个评价肺通气功能较好的动态指标，它不仅反映肺活量的大小，而且还能反映肺的弹性是否降低，气道是否狭窄，呼吸阻力是否增加等情况。

每分通气量＝潮气量×呼吸频率。每分最大通气量：指以最快速度和尽可能深的幅度进行呼吸时的每分通气量。最大通气量则可反映肺的全部潜在的通气能力。它是衡量通气功能的重要指标，可以用来评价受试者的通气储备能力。

【实验材料】

肺量计、橡皮吹嘴、鼻夹、75%乙醇溶液棉球。

【实验方法】

1. 仪器设备和使用方法　肺容量和肺通气量可用改良式肺量计来测定。其构造如图 7-1 所示：改良式肺量计主要由两个对口套管的圆筒构成，外筒口向上，中心有一根与筒差不多高的通气管，垂直于筒底，并侧弯穿过侧壁与外界相通，其上接橡皮管连吹气口。内筒也称浮筒，直径稍小于外筒，倒套在外筒之内，其顶部中央有链索，通过支柱上的滑轮计量盘与平衡锤相连。图 7-1 改良式肺量计如果外筒装水后通过吹气口向筒内吹气，浮筒上浮，筒内增加的气体容量可由计量盘上的指针读出。使用肺量计前，于外筒内盛水，水量约为外筒容量的 80%；将浮筒慢慢压下，使指针指向 0 位，用酒

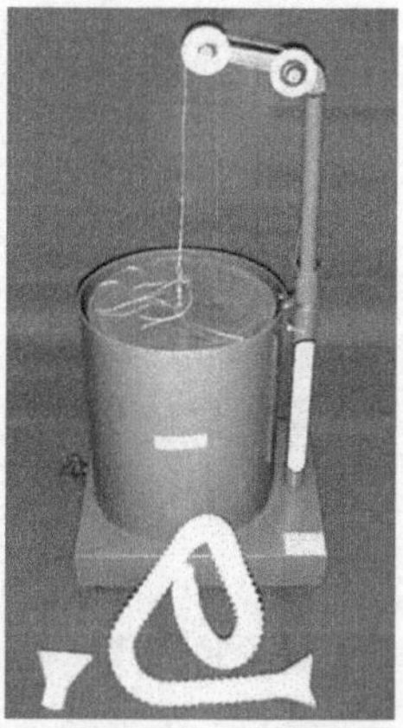

图 7-1　改良式肺量计

精消毒橡皮吹嘴，以备使用。

2. 肺容量测定　受试者静坐，将酒精消毒过的橡皮吹嘴置于口腔外部，并用鼻夹夹鼻，防止气体逸漏，练习用口呼吸 2～3min 后，进行测定。

（1）测定潮气量：平静呼吸约 30s，各次呼吸时吸入或呼出气量的平均值即为潮气量。

（2）测定补吸气量：在一次平静吸气末，继续作一次最大限度吸气，从平静吸气末算起的这一段最大限度的吸气量，即为补吸气量。

（3）测定补呼气量：在一次平静呼气末，继续作一次最大限度呼气，从平静呼气末算起的这一段最大限度的呼气量，即为补呼气量。

（4）测定肺活量：在平静呼吸数次后，尽力作最大限度的深吸气，随即作最大限度的深呼气，所呼出的气体量即为肺活量（见图 7-2）。

3. 时间肺活量的测定　平静呼吸数次后，令受试者作最大限度的吸气，吸气末屏气 1s，然后用最快速度用力深呼气，直到不能再呼为止，记录出第 1、第 2、第 3 秒末呼出的气体量，并计算它们各占肺活量的百分数（见图 7-3）。

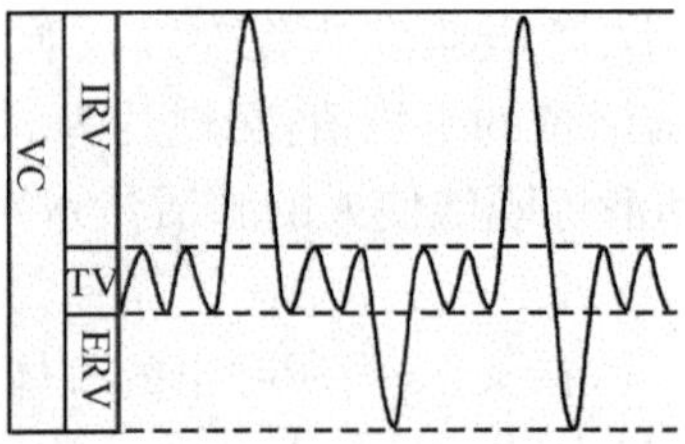

图 7-2　肺活量组成成分的分析

TV：潮气量；IRV：补吸气量；ERV：补呼气量；VC：肺活量

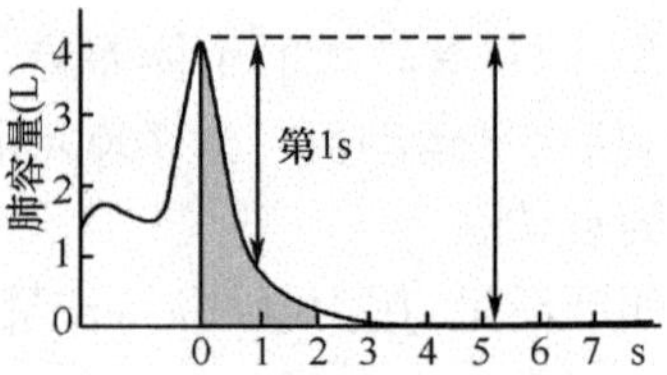

图 7-3　时间肺活量曲线

4. 最大通气量的测定　平静呼吸数次后，令受试者在 15s 内尽力作最深且最快的呼吸。根据记录数值计算 15s 内呼出或吸入的气体总量，然后乘以 4，即为每分最大通气量。

【注意事项】

（1）切勿用力压浮筒，以免将外筒内的水压入通气管。肺量计中的水应在实验前 4h 灌足，并使水温与室温相平衡。

（2）橡皮吹嘴在使用前需用 75％乙醇消毒后浸于冷开水中备用。更换受试者前应重新消毒。

（3）测定时应注意防止从鼻孔或口角漏气。

实验二　呼吸运动的调节

【实验目的】

本实验的目的在于学习实验动物呼吸运动的记录方法，并观察某些因素对呼吸运动的影响。

【实验原理】

呼吸运动能够有节律的进行，并随着机体代谢需要而发生相应变化，是神经-体液调节的结果。机体在不同机能状态下，通过各种调节机制，引起呼吸深度和频率的改变，使肺通气量也随之变化，从而使血中 O_2 及 CO_2 含量正常，以维持内环境的稳定。

呼吸肌收缩和舒张引起的胸廓节律性扩大和缩小的活动，称为呼吸运动。呼吸肌是骨骼肌，无自律性。切断支配呼吸肌的神经后，呼吸将停止，故呼吸运动的节律是呼吸中枢节律性活动的反映。

呼吸中枢是指中枢神经系统内产生和调节呼吸运动的神经细胞群，它们分布于大脑、间脑、脑桥、延髓和脊髓中的广泛部位。各级呼吸中枢在呼吸调节中所起的作用不同。正常的呼吸有赖于各级呼吸中枢的相互配合。延髓是产生和维持呼吸节律的基本部位。脑桥中有关神经结构在呼吸调节中起重要作用。肺牵张反射在动物的呼吸调节中较为重要。延髓呼吸中枢附近的中枢化学感受器及外周化学感受器（颈动脉体、主动脉体），在血中 CO_2 浓度、O_2 含量、[H^+]变化的刺激下，对呼吸运动也有重要调节作用。

【实验材料】

计算机、BL-420 生物机能实验系统、保护电极、哺乳动物手术台和手术器械、2ml 注射器及针头、橡皮管（50cm）、球胆、生理盐水、纱布、手术线、20％氨基甲酸乙酯溶液、3％乳酸溶液、碳酸氢钠、盐酸。

【实验方法】

1. 开机 打开计算机，进入 BL-420 生物机能系统。

2. 麻醉固定 将家兔称重后，自家兔耳缘静脉注入 20％氨基甲酸乙酯溶液按 5ml/kg 进行麻醉后，仰卧位固定于兔手术台上，剪去颈部及剑突周围的毛。

3. 手术 在家兔颈部正中线切开皮肤 5～7cm，分离皮下组织及肌层，暴露并分离气管，在环状软骨下方作倒“T”形切口。将“Y”形气管插管向肺方向插入气管并固定之。分离双侧迷走神经并分别穿线备用。用一长线一端缝过剑突结扎或用线一端连接刺穿并挂起剑突处一小块皮肤的折弯大头针，另一端连接机械换能器，调节张力。

4. 模块记录 选择“实验项目”菜单中的“呼吸实验”菜单中弹出“呼吸运动调节”子菜单，再选择“呼吸运动调节”的实验模块，即可记录呼吸曲线。

5. 存盘 待实验结果均成功后，单击工具条上的“停止”项并在指定的文件夹内以“呼吸调节” 文件名存盘。

6. 剪辑打印 实验结束，反演“呼吸调节”文件，剪辑实验结果，并打印之。

7. 观察项目

(1) 开动记录仪，描记一段正常呼吸曲线作对照。

(2) 增加吸入气 CO_2 浓度。用碳酸氢钠与盐酸反应制取 CO_2。将集气瓶上端的弯管开口靠近一侧气管插管开口，观察呼吸深度和频率变化。

(3) 将气管插管的侧管接上盛有少许空气的球胆相连的钠石灰瓶，气管插管另一开口关闭，使动物只能呼吸球胎及瓶中的空气。随着呼吸进行，呼出的 CO_2 被钠石灰吸收，而 O_2 逐渐减少，造成缺 O_2。观察呼吸变化。

(4) 增大无效腔。将气管插管的一侧开口端接上 50cm 长的橡皮管，使无效腔增大，观察呼吸运动变化。

(5) 增加血中[H^+]。用 1ml 注射器抽取 3％的乳酸溶液 0.5～1ml，由耳缘静脉快速注入，观察呼吸变化。

(6) 迷走神经在呼吸运动中的作用，描记一段对照呼吸曲线后，先切断一侧迷走神经，观察呼吸运动有何变化？再剪断另一侧迷走神经，呼吸运动又有何变化？

【注意事项】

(1) 手术中分离皮下组织及肌肉层时应尽量减少出血。气管作倒"T"切口时，注意防止出血阻塞气道。

(2) CO_2 集气瓶管口与气管插管靠近而勿相接，以免增加气道阻力，影响 CO_2 对呼吸的真实作用。

(3) 耳缘静脉注射乳酸时，勿溢出血管外，以免疼痛挣扎，影响呼吸。

(4) 暴露、游离剑突时，勿造成气胸。

(5) 每项实验开始前，应描记正常曲线以作对照。

实验三　胸内负压和气胸的观察

【实验目的】

本实验的目的是观察呼吸运动时胸内负压的存在及影响胸内负压变动的因素，同时观察人工造成气胸后，胸内负压的消失和肺的回缩。

【实验原理】

胸膜腔是由脏层和壁层胸膜构成的密闭腔隙，两层间含有少量液体。胸膜腔内压力通常低于大气压，故称胸内负压，它由肺的回缩力形成。在呼吸过程中，随胸廓的扩大和缩小，肺回缩力即增大和减小，负压也随之增大和减小，表现为吸气时负压增大，呼气时相反。

胸内负压使肺维持于扩张状态，任何原因使胸膜密闭状态破坏造成气胸时，胸内负压便减小或消失，肺泡亦因其本身存在的回缩力而回缩塌陷。

【实验材料】

哺乳动物手术器械一套、兔手术台、气管插管、20ml 注射器、50cm 长的橡胶管 1 根、20%氨基甲酸乙酯溶液、生理盐水、纱布和线、胸腔内插管、水检压器等。

【实验方法】

1. 实验装置与连接　胸腔内插管的导管通过一个"Y"管与水检压计相连，注意水检压计的零点应与胸壁插入点位于同一水平线上。

观察从水检压计上读取的数据并做好记录。

2. 动物手术

(1) 麻醉与固定：用 20%氨基甲酸乙酯溶液进行麻醉，剂量为 1g/kg 体重。经兔耳缘静脉缓慢注入，待兔麻醉后，仰卧位固定于兔手术台上。

(2) 颈部手术：作颈正中切口，气管插管。再在上腹部切开腹壁皮肤 3～4cm，沿腹白线切开腹壁约 2cm，以便能从腹部透过膈肌观察肺的张缩。

(3) 胸部手术：将兔右侧胸部(相当于右腋前线第 4、5 肋间区域)的皮毛剪掉，然后将胸内插管针头于右腋前线上的第 4、5 肋间处、沿第 5 肋骨上缘穿过胸壁，插入胸膜腔，当看到水检压器水柱随呼吸运动而上下移动时，说明插管针头已进入胸膜腔，应停止进针，并固定针头的位置。

3. 实验观察

(1) 观察实验条件下平静吸气和平静呼气时，胸内负压的数值。

(2) 用力或加强呼吸时胸内负压的变化：将 50cm 长的橡胶管套上气管插管的侧管上，以增大呼吸的无效腔，使动物出现用力呼吸，观察此时吸气和呼气时，胸内负压的数值。

(3) 憋气时胸膜腔内压的变化：分别在呼气末及吸气末用手堵住气管插管的侧管开口，使兔不能吸入或呼出气体而造成憋气，观察此时胸内负压的变化。

(4) 造成气胸：拔开与水检压计相连的橡皮管，使插入胸膜腔的插管或针头通过橡皮管直接与大气压相通而形成气胸。再将橡皮管与水检压计相连接，观察记录曲线的变化及水压检测计检测压力变化。同时通过膈肌直接观察肺组织是否回缩。

(5) 抽出胸膜腔内气体：再拔去与水检压计相连的橡皮管，并将注射器连接在橡皮管上，抽取胸膜腔内的气体，再用夹子夹闭橡皮管，重新将橡皮管连于水检压计，打开夹子，观察胸内负压是否恢复。

【注意事项】

(1) 胸膜腔穿刺时，不宜用力过猛，以免造成肺组织损伤出血(为防止气胸，可在穿刺时先刺透皮肤，然后稍微在皮下滑动针头位置，再穿入胸膜腔)。

(2) 如穿刺针头被堵塞(已入胸膜腔，但检压计液面不波动)，可轻轻挤压胶管或轻动针头，改变针头方向，但要注意避免损伤肺脏。

(3) 进行憋气实验时，应注意憋气时间不宜过长，以防动物死亡。

(丁 娟)

第八章 尿生成的影响因素

(一) 实验预习要点

1. 家兔麻醉和固定

(1) 药品和剂量。

(2) 给药方法。

(3) 固定体位和方法。

2. 手术操作

(1) 颈部手术:气管分离及插管术,颈总动脉插管术,神经分离术。

(2) 腹部手术:开腹层次,膀胱三角确认,膀胱插管术。

3. 给药途径

(1) 耳缘静脉留置针固定给药法。

(2) 颈外静脉给药法。

4. BL-420 生物机能实验系统的操作和使用

(1) BL-420 生物机能实验系统压力换能器的连接方法。

(2) BL-420 生物机能实验系统记滴器的连接方法。

(3) 实验结果正确记录、编辑和打印方法。

(二) 实验指导

【原理和目的】

肾脏是一个多功能器官,其最重要的是通过泌尿完成排泄功能。尿生成需经历三个环节:肾小球的滤过功能、肾小管和集合管的重吸收和分泌功能(又称转运功能)。肾脏通过调节肾血流量、肾小球滤过率、肾小管重吸收与排泌以及排泄体内代谢物质以维持机体内环境的稳定。凡能影响其中各环节的因素,如动脉血压、血容量、无机盐等一些神经体液因素,均可影响肾脏的排泄功能。

本实验通过颈总动脉插管法和膀胱插管法直接、同步描记家兔动脉血压和单位时间内尿量变化,观察正常家兔在神经、体液和药物等各种因素的影响下,动脉血压、尿液的质和量发生的相应变化,分析、探讨尿生成的过程、机制和调节,加深了解肾脏在体内的重要作用,进一步加强和巩固急性动物实验的技术方法和环节,增强团队合作意识,为后续课程的学习和临床手术操作奠定扎实的基础。

【实验对象】

家兔。

【实验器材和药品】

BL-420 生物机能实验系统、压力换能器、保护电极、受滴器、哺乳动物手术台和急性哺乳动物手术器械、动脉插管和膀胱插管、注射器(2ml、5ml 和 20ml)及针头、培养皿、酒精灯、试管架、试管夹、生理盐水、20%氨基甲酸乙酯溶液、20%葡萄糖注射液、0.5%肝素生理盐水溶液、1∶10 000 去甲肾上腺素、垂体后叶素、1%速尿(呋塞米)、班氏(Benedict)尿糖定性试纸。

【实验步骤和方法】

1. 家兔的麻醉与固定 捉拿家兔,称重后,由耳缘静脉缓慢推注 20%氨基甲酸乙酯(乌拉坦,5ml/kg),待家兔角膜反射消失、呼吸减慢、四肢松软后,仰卧位固定于兔台上,手术区剪毛。

2. 颈部手术 颈部正中切开皮肤,分离皮下组织,暴露气管并插气管插管;分离左颈总动脉和右侧迷走神经并分别牵线备用。然后将已连接好的充满肝素生理盐水的动脉插管插入分离好的左颈总动脉,正确打开三通描记家兔动脉血压。

3. 腹部手术 于下腹部耻骨联合上方正中做 2~3cm 的纵行皮肤切口,沿腹白线切开腹壁,找到膀胱。辨认清楚膀胱三角后,用眼科剪尽量靠近膀胱下部剪一 0.5~1cm 长的小切口,插入事先充满生理盐水的膀胱套管,备用线结扎固定以防止尿液漏出。膀胱插管远端连接受滴装置(受滴装置导线插头插入 BL-420 生物机能实验系统的"记滴"孔)。

用小试管留取 1ml 尿液做蛋白定性试验。(将小试管置于酒精灯上加热 2min,以浑浊程度判断尿蛋白的含量;若留出尿液呈自然浑浊,可滴加 4%醋酸溶液 2 滴,澄清后再加热),判断标准为:

1)"一"尿液清晰不浑浊。

2)"+"表示尿液出现轻度白色浑浊(含蛋白质 0.1g/L~0.5g/L)。

3)"++"表示尿液稀薄乳样浑浊(含蛋白质 0.5g/L~2g/L)。

4)"+++"表示尿液乳浊或有少量絮片存在(含蛋白质 2g/L~5g/L)。

5)"++++"表示尿液出现絮状浑浊(含蛋白质>5g/L)。

4. 实验项目实施与观察 待家兔动脉血压和尿量基本稳定后开始实验,确定通道所连接的压力换能器和记滴标记,双击桌面即可进入实验模块,记录动脉血压和尿滴情况。

(1) 对照组情况:先记录 5min 的动脉血压和尿量曲线作为对照,然后进行下列实验。每项实验应连续观察 5~10min,待前一项实验效应基本消失后,再开始后一项实验。

(2) 盐水负荷对动脉血压和尿量的影响:经耳缘静脉注射 38℃生理盐水 20ml(1~2min 内注射完毕),观察注射生理盐水前、后动脉血压和尿量的变化并分析原因。

(3) 去甲肾上腺素对动脉血压和尿量的影响:经耳缘静脉注射 1∶10 000 去甲肾上腺素 0.5ml,观察和分析注射去甲肾上腺素前、后动脉血压和尿量的变化并分析原因。

(4) 静脉注射高渗葡萄糖对动脉血压和尿量的影响:先收集 1 滴尿液进行尿糖定性试验作为对照,再经耳缘静脉注射 20%葡萄糖溶液 5ml,注射后再记录每分钟尿滴数,持续观察 5min,尿量明显增多时再行尿糖定性试验。比较注射前后动脉血压和尿量的变化并分析原因。(尿糖定性试验方法:取尿糖试纸一条,滴加被检尿液 1 滴在规定区域,对比说明书观察试纸颜色变化,如试纸由蓝色转为黄色或砖红色,则表明尿糖试验阳性即含糖量的多少。)

(5) 刺激迷走神经外周端对动脉血压和尿量的影响:用备用线结扎右侧迷走神经,牵线剪断后，以保护电极搭在迷走神经外周端，手动双击刺激窗口（连续单刺激，周期 50ms，电压 3～4V），持续刺激 20～30s，使血压降至约 50mmHg 水平，记录并观察 5min 内动脉血压和尿量的变化。（刺激过程中密切观察血压变化，如血压过低，应减小刺激强度或停止刺激。）对比刺激前、后血压和尿量的变化及两者之间的对应关系并分析原因。

（6）利尿药对动脉血压和尿量的影响：尿量基本稳定后，经耳缘静脉注射 1%速尿（呋塞米，furosemide）1ml，对比静脉注射速尿前、后血压和尿量有何变化并分析原因。

（7）注射垂体后叶素对动脉血压和尿量的影响：经耳缘静脉垂体后叶素 2U，亦可在利尿药作用的背景上注射药物，观察血压和尿量的变化并分析原因。

（8）酚红排泄率测定：家兔耳缘静脉注射 0.6%酚红溶液（1ml/kg），注意从开始注射酚红到尿液将装在小培养皿中 5ml 10% NaOH 液变成梅红色的时间，并收集 15min 或 30min 的尿液，换算成单位时间的尿量（ml/min）。膀胱套管本身有一定容积，每个实验项目实施后，新产生的尿液需经过一定的时间才能流出，请在收集尿液标本时注意。

（9）少量失血和大量失血对动脉血压和尿量的影响：在家兔一侧大腿股三角区找到股动脉（有搏动），顺动脉走向切开皮肤，行股动脉分离术后，插入一带有三通的注射器（内充 0.5%肝素 0.2ml，以防止血液凝固）进行放血，首先缓慢放血，将放血量控制在全血量的 10%以内，观察动脉血压和尿量的波动，直至动脉血压恢复正常；然后放血超过全血量的 30%，待动脉血压降至 50mmHg 时，观察 3min 内尿量的变化；随后马上输入放出血液，观察结果 10～30min；分析其变化和原因。

【实验结果】

见表 8-1。

表 8-1 各种因素对家兔动物血压和尿量的影响

实验项目	尿量（滴/min）		动脉血压（mmHg）	
	前	后	前	后
静脉注射 38℃生理盐水				
静脉注射去甲肾上腺素				
静脉注射高渗葡萄糖				
电刺激迷走神经外周端				
静脉注射 1%速尿溶液				
静脉注射垂体后叶素				
放血量 10%以内				
放血量 30%以上				
回输血液				

【注意事项】

（1）实验前给家兔多饲喂青菜，使之产生尿液。如术后长期无尿，可先注射生理盐水 20ml 扩容。

（2）麻醉深浅适度，避免麻醉浅所致动物交感神经系统过度兴奋而无尿。

(3) 注意保护家兔耳缘静脉，若耳缘静脉损伤严重，可从颈外静脉给药；手术操作轻柔，结扎牢固防止膀胱套管漏尿或滑脱；每次给药后，均以 1.0ml 生理盐水冲洗注射器，以保证药液完全进入体内；注意保暖。

(4) 电刺激迷走神经时，刺激强度不可过强，时间不可过长，密切观察血压，防止由于血压急剧下降、心跳停止而致家兔死亡。

(5) 每次给药或刺激后要注意观察各种因素对动物血压和尿量影响的全过程，包括潜伏期、峰值和持续时间等因素，注意尿量和血压的对应关系。

(6) 正式实验前调整好 BL-420 生物机能实验系统各种参数后，实验过程中不要变更；编辑实验结果时，务必将动脉血压曲线的基线对齐以便观察、比较。

(扈启宽)

第九章 感官系统实验

实验一 视野测定

视野(visual field)是指单眼固定注视前方一点时所能看到的空间范围。临床上检查视野的目的在于了解视网膜的普遍感光能力,有时可发现较大范围的视网膜病变,对某些视网膜、视神经或视觉传导通路病变会有特殊形式的视野缺损,在诊断上有意义。

【实验目的】

(1) 通过本实验学习视野的检查方法,了解正常视野的范围。

(2) 学习视野计的使用方法,测定正常人白、黄、红、绿各色视野。

【实验原理】

视野是指单眼固定注视前方一点时所能看到的空间范围。测定视野有助于了解视网膜、视神经或视觉传导通路和视觉中枢的功能。正常人的视野范围,鼻侧和额侧较窄,颞侧与下侧较宽。在亮度相同的条件下白色视野最大,黄、蓝色次之,红色再次之,绿色最小。

【实验器材】

视野计、各色视标(白、黄、红、绿)、视野图纸、铅笔(白、黄、红、绿色)。

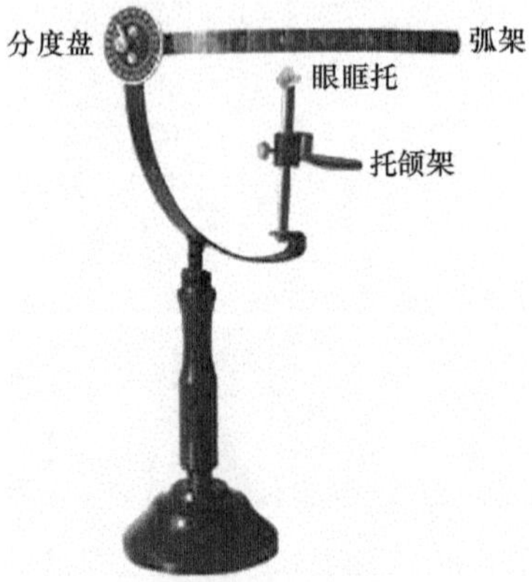

图 9-1 视野计

【实验方法】

1. 观察视野计的结构并熟悉其使用方法 视野计的式样较多,常用的是弧形视野计(图 9-1 所示),它是一个半圆弧形金属板,安在支架上,可绕水平轴作 360°的旋转,旋转的角度可以从分度盘上读出。圆弧形外面有刻度,表示该点射向视网膜周边的光线与视轴所夹的角度,视野的界限就是以此角度来表示。在圆弧内面中央装有一面小镜作为目标物,其对面的支架上附有托颌架与眼眶托,此外,视野计都附有白、黄或蓝、红、绿视标。一般视野计都放置在光线充足的桌台上。

2. 测定视野

(1) 将视野计摆放在光线充足的水平桌台上,受试者背对光线,面对视野计就座,调整托颌架的高度,使眼与弧架的中心点位于同一水平面上,将下颌靠在托颌架上。测右眼视野时,右侧眼眶下缘靠在眼眶托上,用眼罩遮住左眼,检查时右眼需始终凝视弧架的中心点;测试者首先选择白色视标沿弧架外端缓慢从周边向中央移动,随时询问受试者是否看见了视标,当受试者回答看见时,就将视标倒移回一段距离,然后再向中央移动,重复测试一次,待得出一致结果时,将弧架上相应经纬度数,标记在视野图上相应的经纬度上;换用同样方法,从弧架另一端测量,并将测得的经纬度数记录在视野图上(图 9-2 所示)。

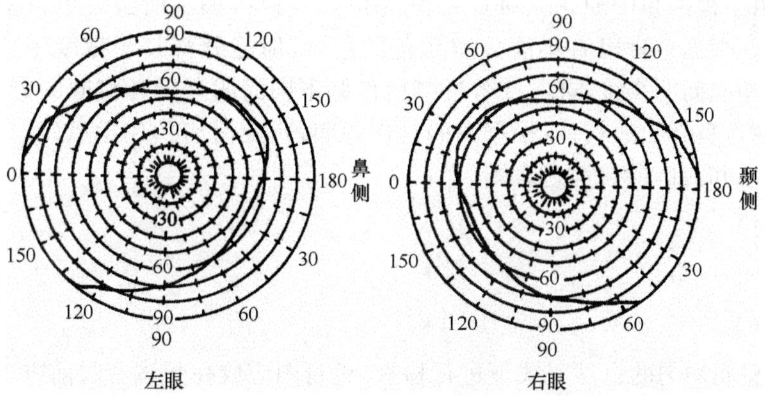

图 9-2　视野图纸

(2) 将弧架顺时针转动 45°角，重复上述操作，如此继续下去，共操作 4 次，得出 8 个经纬度数值，将视野图上的这 8 个经纬度数值依次连接起来，即得出白色视野的范围。

(3) 按照相同的操作方法，测出该眼的黄、红、绿各色视觉的视野，分别用黄、红、绿三色铅笔在视野图上标出。

(4) 以同样方法，测定左眼的白、黄、红、绿四色的视野。

【注意事项】

(1) 在测定过程中，受试者的被测眼始终凝视弧架的中心点，眼球不能任意移动，只能用“余光”感受视标。

(2) 测试眼必须与弧架中心点保持同一水平。

(3) 在实验过程中受试者可略作休息，避免眼睛疲劳而影响实验结果。

(4) 测试时，视标移动速度要慢，可多测几个点，使测得的视野图更准确。

实验二　色盲的测定

正常的视网膜上存在视锥细胞，具有辨别颜色的能力。如果辨别颜色的能力出现障碍称为色盲，轻者称为色弱。色盲与色弱以先天性因素为多见。临床上常用彩色线团挑选法或色盲检查图来检查患者的色觉功能。

【实验目的】

学会用色盲图检查受试者色觉功能的检查方法。

【实验原理】

色觉是眼在明亮处视锥细胞的一种主要功能，通常用三原色学说来解释色觉现象。正常色觉者的视网膜中存在着分别含有视红质、视绿质和视蓝质的三种视锥细胞。这三种感光色素主要对各自的原色光发生兴奋，而对其余两种原色光仅发生不等程度的反应。当某一种色光作用于视网膜上时，以某种比例使三种不同的视锥细胞发生兴奋，这样的信息传至枕叶皮层，就产生某种颜色的感觉。

色盲可分为全色盲和部分色盲，全色盲少见，部分色盲又可分为红色盲、绿色盲及蓝色盲,都可能是由于视网膜中缺乏某种(些)感光色素或视锥细胞所致。色盲图虽有多种,但原理基本相同。根据色盲患者不能分辨颜色的色调,但能分辨其明亮度的特点,绘制成由各种颜色色调相同而明亮度不同,或各种颜色色调不同而明亮度却相同的彩色点所组成的数字或图形,使色盲者无法辨认,根据图的制作说明,判定为何种色觉障碍。目前我国常用的有日本石原忍和我国俞自萍色盲图。

【实验器材】

色盲检查图

【实验方法】

(1) 在明亮而均匀的自然光线下进行检查,色盲图应放在受试者眼前方 50cm 处。

(2) 检查者逐页翻开色盲图,让受试者回答所见到的数字或图形,注意受试者回答是否正确,然后查阅色盲图中的说明,确定受试者的色觉功能或色盲的类型。

【注意事项】

(1) 本实验尽量避免在灯光(尤其是色光)下进行检查。

(2) 色盲图也可逆向逐页或间隔翻开。翻动不可太慢,也不可太快,一般每图以 3~5s 为宜。如超出 10s 才勉强看出,可定为色弱。

实验三　声音的传导途径

听觉的外周感受器是耳,由外耳、中耳和内耳的耳蜗组成。听觉对动物适应环境和人类认识自然有着重要意义。在人类,有声语言更是交流思想、互通往来的工具。

【实验目的】

(1) 通过敲响音叉,先后将音叉置于颅骨和外耳道口处,证明气传导和骨传导两条传播途径的存在,并比较两种途径的特征,进一步理解听骨链传音系统对声音的放大作用。

(2) 学习测定两耳的听觉敏感度以及判别声源方向的能力。

(3) 了解和掌握临床上最常用的鉴别传导性耳聋和神经性耳聋的实验方法及其原理。

【实验原理】

正常情况下,声波可以通过空气传导和骨传导两条途径传入到内耳:①空气传导(简称气导):声音经外耳、鼓膜、听小骨链和卵圆窗传入内耳。②骨传导(简称骨导):声音直接作用于颅骨、耳蜗耳壁传入内耳。正常人气传导远远大于骨传导,比较两种声音传导途径特征,是临床上用来鉴别神经性耳聋和传导性耳聋的方法。若骨传导的效果接近或超过气传,则为传导性耳聋;若骨传导发生障碍,两耳骨传导不等,患侧减弱,则为神经性耳聋。

【实验器材】

音叉(频率 256Hz 或 512Hz)、棉球、秒表、胶管。

【实验方法】

1. 比较同侧耳的气传导和骨传导(任内试验)(图 9-3 所示)

(1) 任内试验阳性:室内保持安静,受试者取坐位,检查者振动音叉后,立即将音叉柄底端置于受试者一侧颞骨乳突部，此时受试者可听到音叉响声，随时间推移，音响逐渐减弱，当受试者刚刚听不到声音时，立即将音叉移到同侧外耳道口 2cm 处，受试者又可重新听到响声，反之，先将音叉置于外耳道口 2cm 处，待刚听不到响声时，立即将音叉移到颞骨乳突处，如受试者仍听不到声响，说明气传导大于骨传导，正常人气传导的时间比骨传导的时间长，临床上称为任内试验阳性。

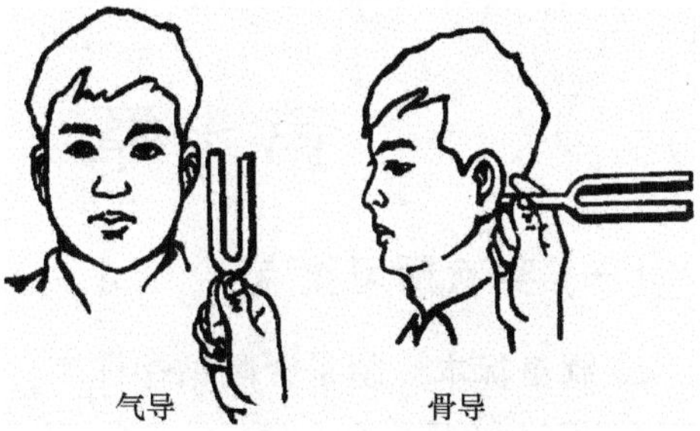

图 9-3　气导、骨导比较实验

（2）任内试验阴性：用棉球塞住受试者同侧外耳道（相当于空气传导途径障碍），重复上述实验步骤，由于气传导时间缩短，会出现气传导时间等于或短于骨传导时间，临床上称为任内试验阴性。

上述实验证明听力正常者的气传导时间比骨传导时间长。

2. 比较两耳骨传导（魏伯实验）

（1）实验者将振动的音叉底端置于受试者前额正中发际处或颅顶正中处，令其比较两耳听到的声音强度是否相等。正常人两耳感受机能近同，且测试音波向两耳传达的距离相同，途经近似，因此两耳所感受到的声波响度基本相同或声音在颅中线；如某侧音响强度增加，则该侧骨导增强，即魏伯（Weber）实验。

（2）用棉球塞住受试者一侧外耳道，重复上述实验，询问受试者两耳听到的声音强度是否一样，偏向哪侧。传导性耳聋偏向患侧，神经性耳聋偏向健侧。

（3）取出棉球，将胶管一段塞入受试者被检测耳孔，管的另一段塞入另一人某测耳孔。然后检查者将发音的音叉柄置于受试者的同侧（插胶管侧）乳突上，另一人则可通过胶管听到声音。

【注意事项】

（1）当敲击音叉时，用力不可过猛，可用拇指和食指对搓，或在手掌、大腿、橡皮锤上敲击。切忌在坚硬物体上敲击，以免损坏音叉。

（2）操作音叉时只能用拇指和食指持音叉柄，避免音叉臂与皮肤、耳廓、毛发等物体接触而影响振动效果。

（3）将音叉放到外耳道口时，应使音叉臂的振动方向正对外耳道口，相距外耳道 2cm 处。

（陶　虹）

第十章　神经系统实验

（一）实验预习要点

1. 制备标本　制备脊髓蟾蜍标本。

2. 实验操作

（1）反射时的测定。

（2）反射中枢活动的某些基本特征。

（3）神经系统反射弧分析。

（二）实验指导

实验一　反射时的测定

【目的和原理】

测定脊髓蟾蜍（或蛙）屈肢反射的反射时，即从刺激开始到反射活动出现所需的时间。

利用脊髓蟾蜍或脊蛙观察脊髓反射，测定反射时。任一反射活动均有一定的反射时，但各反射活动在其中枢复杂程度不同，耗时有一定差异。一个反射中枢越复杂实现该反射所需时间就越长。且在一定范围内，刺激愈强，反射时愈短；刺激愈弱，反射时愈长。

【实验对象】

蟾蜍或蛙。

【实验器材和药品】

蛙类手术器械一套、支架、铁夹、培养皿、小烧杯、秒表、0.1%及0.5%硫酸溶液。

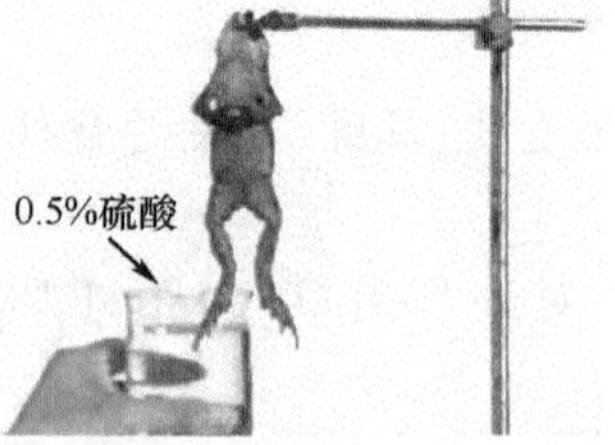

图10-1　脊蟾蜍或蛙悬挂支架和屈肌反射图

【实验步骤和观察项目】

（1）破坏蟾蜍或蛙的全部脑，仅保留脊髓成脊髓动物。（断头法：取蟾蜍一只，用剪刀横向伸入口腔，沿两侧鼓膜后缘保留其下腭，剪去颅脑部即可，用棉球压迫创口止血；针刺法：用探针由枕骨大孔刺入颅腔，捣毁脑组织即可）。

（2）用铁夹夹住脊蟾蜍或蛙下颌，悬挂于支架上（见图10-1）。

（3）待动物安静后，先用0.1%硫酸刺激一侧后肢的中趾趾端，同时用秒表记录，当反应开始发生时，立即停表，测出反射时。重复三次，求出平均时间，即反射时。

（4）休息3～5min后，再用0.5%硫酸刺激同一后肢脚趾，测三次，求出平均反射时。

【注意事项】

（1）破坏颅脑的部位应适当，太高则保留部分高位中枢，仍有自主活动；太低则伤及上部脊髓，使上肢的反射活动消失。

(2) 实验时每次浸入硫酸的足趾及范围应相同，以保持刺激强度一致，同时足趾勿触及玻璃四壁，避免机械刺激。

(3) 刺激后应立即洗去硫酸以免损伤皮肤。洗后擦干水渍，防止硫酸被稀释。

【讨论题】

(1) 反射时应包括哪些时间过程？

(2) 决定和影响反射时长短的体内外因素主要有哪些？

实验二　反射中枢活动的某些基本特征

【目的和原理】

观察脊髓反射及其特征。

脊髓是中枢神经系统的低级中枢部位，机能比较简单，便于观察。脊髓反射时，通过改变刺激强度、刺激频率或加以外界干扰时，中枢将出现一系列的活动。如果用阈下刺激重复作用于皮肤的同一部位时，只要间隔时间适当，可以因兴奋的总和而引起反射。这种方式的总和称时间总和。如果相邻几处皮肤同时受阈下强度的刺激，兴奋也可以综合起来而出现反射，这称为空间总和；如果用较强的阈上刺激时，在刺激停止后的短时间内，原来引起的反射仍可持续发生。这种对传入神经停止刺激后，传出神经仍可在一定时间内继续发出冲动的现象叫后放；如果随刺激强度的增加，反射活动范围也扩大，称为扩散；另外，如果脊中枢内较高部位受到阈上强的刺激，可以因兴奋或抑制而影响相邻中枢的活动，最终低部位中枢的反射活动受影响称为抑制；在脊动物反射恢复的后期，会出现较复杂的节间反射，指的是某节段神经元发出的轴突与邻近上下节段的神经元发生联系，通过上下节段之间神经元的协同活动所进行的一种反射活动。如刺激动物的腰背皮肤，可引起后肢发生一系列节奏性搔爬动作，称为搔爬反射。

【实验对象】

蟾蜍或蛙。

【实验器械和药品】

蛙类手术器械一套、血管钳一把、支架、肌夹、电刺激器、刺激电极两个、秒表、滤纸、0.5%硫酸溶液。

【实验步骤和观察项目】

制备脊髓蟾蜍或蛙，然后用肌夹夹住动物下颌悬挂在支架上。

1. 总和

(1) 空间总和：将两个刺激电极各连接至刺激器后，分别接触蟾蜍或蛙同一后肢互相紧靠的两处皮肤，并各找出接近阈值的阈下单个电刺激强度，当分别进行单个电刺激时均不引起反应，然后以同样的阈下强度，同时刺激两处的皮肤，观察其结果如何？

(2) 时间总和：只用一个电极，以上述阈下强度的重复电刺激，观察其结果如何？

2. 后放　用较强的重复电脉冲刺激蟾蜍或蛙后肢皮肤，以引起蟾蜍或蛙的反射活动。

注意在每次刺激停止后，反射活动是否立即停止。并以秒表计算自刺激停止起，到反射动作结束之间，共持续多少时间。比较强刺激与弱刺激的结果有何不同？

3. 扩散 先以弱的重复电刺激蟾蜍或蛙的前肢，观察其反应部位如何？逐渐加大刺激的强度，观察在强电流刺激下其反应部位有无增加。

4. 抑制 用培养皿盛0.5%硫酸溶液，将蟾蜍或蛙任一后肢的中趾趾端浸入硫酸溶液，同时用秒表记录从浸入时起至后肢发生屈肢反射所需的时间。重复三次，求其平均值，然后用血管钳夹住一侧前肢，给一个较强的刺激。待动物安静后，重复测定上述后肢的反射时，观察其有无延长？

5. 搔爬反射 将浸以硫酸的小滤纸片一块，贴在蟾蜍或蛙腹部下段皮肤上，可见四肢均向此处搔爬，直到除掉滤纸片为止。

6. 破坏脊髓重复实验 破坏脊髓后，重复上述各步骤，观察相应结果能否再出现。

【注意事项】

（1）蟾蜍后肢的中趾趾端浸入硫酸溶液中的面积要固定。

（2）秒表计时要标准。

实验三　神经系统反射弧实验

【目的和原理】

观察脊髓动物能否对刺激发生反射性活动，通过逐一消除脊髓蟾蜍或蛙屈肌反射的某一环节，以分析此反射活动的反射弧组成，并探讨反射弧的完整性与反射活动的关系。

在中枢神经系统参与下机体对内、外环境变化产生的适应性应答反应，称反射。实现反射活动的结构基础是反射弧。反射弧包括感受器、传入神经、神经中枢、传出神经和效应器五部分。正常反射的实现有赖于反射弧的完整。反射弧任何一个组成部分受到破坏，反射活动都不能正常进行。

【实验对象】

蟾蜍或蛙。

【实验器材和药品】

蛙手术器械一套、支架、肌夹、电刺激器、刺激电极、烧杯、培养皿、0.3%硫酸溶液、棉花。

【实验步骤和观察项目】

1. 实验步骤

（1）制备脊髓蟾蜍或蛙标本：用探针通过枕骨大孔破坏蟾蜍或蛙大脑皮层及高位中枢，注意保留脊髓，以一小棉球压住创口止血，亦可用断头法。

（2）手术操作：将脊髓蟾蜍（或蛙）俯卧固定在蛙板上。从背侧剪开右侧大腿皮肤，分离股二头肌和半膜肌，暴露坐骨神经，在神经下穿两条丝线备用。完成上述手术后，用肌夹夹住动物下颌，悬挂在支架上。

2. 观察项目

（1）用培养皿盛0.3%硫酸溶液刺激左后肢中趾趾端，观察反射活动是否出现。然后立即用烧杯盛的清水洗净足趾上的残余硫酸，并用纱布轻轻揩干。

(2) 在左后肢踝关节上方，将皮肤作一环形切口，剥去切口以下皮肤(趾尖皮肤应除净)重复前项实验。

(3) 用硫酸溶液刺激右侧中趾趾端，观察有无反射发生。然后，将该侧坐骨神经作双向结扎，在两结扎中间将神经剪断。再用硫酸溶液刺激右趾趾端，观察其结果。

(4) 以连续电脉冲刺激右侧坐骨神经向中端，观察对侧后肢的反应。

(5) 用探针破坏脊髓，重复步骤(4)。

(6) 以连续电脉冲刺激右侧坐骨神经外周端，观察同侧及对侧后肢的反应。

(7) 直接刺激右侧腓肠肌，观察反应。

【注意事项】

(1) 去皮要干净，特别是趾尖皮肤要剥干净。

(2) 分离和暴露坐骨神经距离尽可能长些。

(3) 施加电刺激时，要注意区别是通过皮肤和传入神经刺激、传出神经或肌肉引起的局部反应，还是引起的反射活动。

实验四　中枢神经系统对感觉运动功能调节的实验

(一) 脊髓对感觉运动功能的调节

【目的和原理】

观察小白鼠脊髓半横切后，浅感觉和运动机能所出现的功能障碍，借以推断脊髓的正常机能。

浅感觉传导路进入脊髓后先交叉再上行，深感觉传导路则先上行后交叉，所以在脊髓半横切的情况下，健侧发生浅感觉的障碍，伤侧发生深感觉障碍，同时伴有伤侧运动麻痹。

【实验对象】

小白鼠。

【实验器械和药品】

普通小剪刀、普通小镊子、棉花、大头针、小烧杯、乙醚。

【实验步骤和观察项目】

1. 注意正常小白鼠的动作以作对照　手持小白鼠尾部，观察当其在桌面上向前爬行时四肢的动作是否协调而有力？当用针尖刺两后肢脚趾时有无鸣叫或缩腿反应。

2. 麻醉与手术　将小鼠放入倒置的烧杯中，放入一块浸透乙醚的棉球使其麻醉，(迅速出现效果)，把小白鼠俯位固定在蛙板上，沿背部中线剪开皮肤，看清脊柱，在脊柱正中有一小血管可作为左右的分界线，自肩胛间脂肪块的下缘(约相当于第七胸椎)以大头针从正中小血管的侧旁刺入脊髓腔并向外侧断离脊髓，注意勿过深(否则容易刺入胸腔，约以2～3mm为宜)。也勿超过中线(否则脊髓全离断)。如第一次破坏程度不足，可作补充手术，至此手术即告完毕，待小白鼠清醒即可进行以下观察。

3. 观察项目

(1) 小鼠清醒后,立刻比较两侧后肢脚掌皮肤的颜色、温度及充血情况有无不同?

(2) 让小鼠在桌上自由爬行,哪侧后肢表现瘫痪?为什么?

(3) 用大头针分别刺两侧后肢趾部,以鼠鸣叫或全身扭动或缩肢作为疼痛感觉的指标,比较两侧后肢痛觉反应有何不同?为什么?

观察结果并以表格的方式对比左右侧后肢的不同反应,分析并作出结论。

【讨论题】

脊髓具有哪些生理功能?有何证据?

(二) 小脑对躯体运动功能的调节

【目的和原理】

观察小鼠一侧小脑被破坏后所出现的症状,从而了解小脑在维持姿势平衡调节肌紧张中所起的作用。

小脑与脊髓、前庭核、大脑之间有纤维联系,故可作为中枢神经系统调节肌紧张及维持正常姿势较为重要的部位。当去除动物之一侧小脑即可观察到上述机能发生紊乱。

【实验对象】

小白鼠。

【实验器械和药品】

普通小剪刀、普通小镊子、棉花、大头针、小烧杯、乙醚。

【实验步骤和观察项目】

(1) 将小白鼠置实验台上,观察其正常活动。

(2) 将小白鼠罩于烧杯内,放入一块浸透乙醚的棉球使其麻醉。注意当其停止活动时立即取出,以免麻醉过深造成死亡。

(3) 手术:将小白鼠头部的皮肤自顶部沿正中线至耳后剪开,透过头骨即可见到小脑。用大头针对准一侧小脑垂直刺入约1～2mm(不可太深,以免损及延髓)。

(4) 观察项目

1) 待动物清醒后,观察其活动,注意对比两侧肢体的肌紧张情况及能否保持正常的姿势和平衡?当损伤小脑的中间部或近中线处时,动物可向健侧旋转;当损伤小脑的靠外侧部时,动物则向损伤侧旋转甚至向损伤侧翻滚。

2) 用文字描述所看到的现象,并作出结论。

【讨论题】

(1) 小脑对躯体运动有何调节作用?

(2) 当分别损伤一侧小脑之中间部或外侧部后,为何旋转方向不同?

(贺　弋　胡淑婷)

第十一章　细胞生物电实验

实验一　制备蟾蜍坐骨神经-腓肠肌标本

（一）实验预习要点

1. 蟾蜍的捉拿和固定

2. 手术操作

（1）破坏脑和脊髓。

（2）制作坐骨神经-腓肠肌标本的程序、要求和注意事项。

（二）实验指导

【目的和原理】

蛙类的一些基本生理活动规律与温血动物相似，而维持其离体组织正常活动所需的理化条件比较简单，易于建立和控制。因此，在实验中常用蟾蜍或蛙的坐骨神经-腓肠肌标本来观察兴奋与兴奋性、刺激与肌肉收缩等基本生理现象和过程。故制备坐骨神经-腓肠肌标本是生理学实验中必须掌握的一项基本技能。

【实验对象】

蟾蜍或蛙。

【实验器材和药品】

蛙板、玻璃板、普通剪刀、手术剪、镊子、探针、玻璃分针、蛙钉、烧杯、滴管、培养皿、锌铜弓、任氏液。

【实验步骤】

1. 破坏脑和脊髓　取蟾蜍一只，用自来水冲洗干净。左手握住蟾蜍，用食指压住其吻端（图 11-1A），右手持探针从相当于枕骨大孔处垂直刺入，刺穿颅骨后探针向上 90°进入颅腔，呈扇形左右搅动，充分捣毁脑组织。然后将探针退回至进针处，再向下 90°进入椎管，反复提插、旋转探针，充分捣毁脊髓。当蟾蜍四肢松软，呼吸消失，表明脑和脊髓已完全破坏，否则应按上法重复直至蟾蜍死亡。

2. 剪除头、躯干上部及内脏　在骶髂关节水平以上 1.5～2.0cm 处剪断脊柱，左手握住蟾蜍后肢，用拇指压住骶骨，使蟾蜍头部与内脏自然下垂，右手持普通剪刀，沿脊柱两侧剪除头、前肢、胸部及内脏，留下脊柱、紧贴于脊柱两侧的坐骨神经干及双侧后肢（图 11-1B），并用任氏液冲洗。剪除过程中注意勿损伤双侧坐骨神经干。

3. 剥皮　左手持镊子夹紧脊柱断端上部（注意不要夹住神经），右手捏住其上的皮肤边缘，用力向下剥掉全部后肢的皮肤。

4. 分离两腿　用镊子夹住脊柱将标本提起，背面朝上，剪去向上突起的尾骨（注意勿损

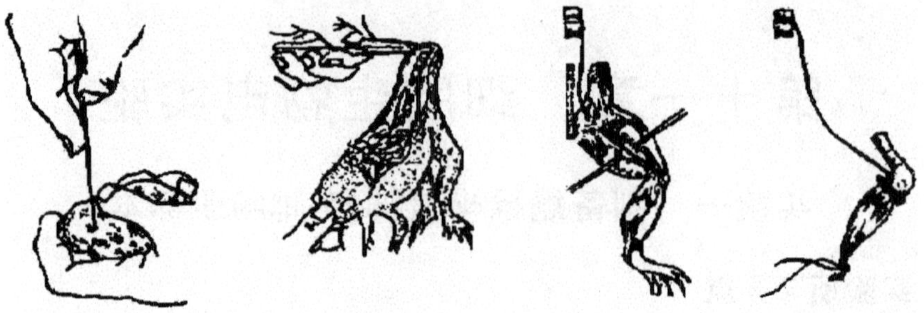

图 11-1　坐骨神经-腓肠肌标本的制备

伤坐骨神经)。然后沿正中线用剪刀将脊柱和耻骨联合中央劈开两侧大腿,并完全分离。将两条腿浸入盛有任氏液的培养皿中。

5. 制作坐骨神经-腓肠肌标本　取一条腿放置于蛙板上的玻璃板上,制备标本的方法、步骤如下:

(1) 游离坐骨神经:先将一侧腿标本以坐骨神经干和腓肠肌朝上放置,然后用蛙钉将上、下端松紧适度固定在蛙板上,用玻璃分针沿脊柱旁游离坐骨神经干,并于近脊柱处穿线结扎。在大腿处沿坐骨神经沟(股二头肌与半膜肌之间的肌间缝)找出坐骨神经干(图 11-1C),剪去梨状肌及附近的结缔组织,用玻璃分针轻轻游离出神经干。最后手执脊柱处结扎神经的线,从脊柱根部剪断,提起结扎线及神经干,沿途剪断坐骨神经干的所有细小分支,并将神经一直游离至腘窝,搭在腓肠肌上。

(2) 完成坐骨神经-腓肠肌标本:用普通剪刀逐一剪掉股骨周围全部肌肉,并将股骨刮干净,从股骨中上部剪去上段股骨;将腓肠肌在跟腱处牵线结扎后,于结扎远端剪断跟腱,游离腓肠肌至膝关节处,然后从膝关节囊将小腿其余部分剪掉,这样就制得一个完整的坐骨神经-腓肠肌标本(图 11-1D)。提起标本两端线头将标本置于任氏液中,浸泡 10～15min。

6. 检测坐骨神经-腓肠肌标本的兴奋性　将标本放置于玻璃板上,用锌铜弓的两级轻触坐骨神经,观察腓肠肌的收缩(强度和速度)情况,也可从神经的远端逐渐移向近端,观察有何特点。

【注意事项】

(1) 操作轻柔,勿压榨、损伤、过度牵拉神经和肌肉。

(2) 经常给神经和肌肉上滴加任氏液,防止表面干燥,以保持其正常兴奋性。

实验二　刺激强度与反应的关系

(一) 实验预习要点

1. 蟾蜍的捉拿和固定

2. 手术操作

(1) 破坏脑和脊髓。

(2) 制作坐骨神经-腓肠肌标本。

3. BL-420 生物机能实验系统的操作和使用

(1) BL-420 生物机能实验系统与张力换能器的连接方法。

(2) 坐骨神经-腓肠肌标本在肌槽上的固定方法。

(3) 实验结果的正确记录、编辑和打印方法。

4. 预测结果　预测将电刺激强度由小到大逐渐增强对骨骼肌收缩张力的影响。

(二) 实验指导

【目的和原理】

活的组织或细胞具有接受刺激能产生动作电位及发生反应的能力，即具有兴奋性。但要引起组织兴奋，刺激的强度和作用时间必须达到一定的阈值，即强度阈值和时间阈值。兴奋性高的组织，刺激阈值低，兴奋性低的组织，刺激阈值高。因此阈值常作为衡量组织兴奋性大小的客观指标。

不同种类的组织兴奋性高低各不相同，同一种组织的不同单位其兴奋性的高低也不相同。例如坐骨神经是由许多神经纤维组成的，各条神经纤维的兴奋性大小不一(腓肠肌也是如此)。因此用刺激作用时间一定的单个刺激直接刺激腓肠肌或通过刺激神经间接刺激腓肠肌时，如刺激强度太弱，不能引起肌肉收缩，只有当强度达到某一定临界值时，才能引起肌肉发生微弱的收缩。这个刚能引起肌肉发生最小收缩反应的最小刺激强度称阈强度或阈值，而刚达到阈强度的刺激称阈刺激，此时引起的肌肉收缩称阈收缩。以后随着刺激强度的增加，肌肉收缩幅度也相应地逐步增大。当所施加的刺激强度超过阈值，称为阈上刺激，当刺激强度增大达到某一强度时，肌肉出现最大的收缩反应，此时如继续增大刺激强度，肌肉的收缩却不再增高。这种能使肌肉发生最大收缩反应的最小刺激强度称为最适强度。具有这种强度的刺激称为最大刺激，此时引起的肌肉收缩称最大收缩。可见在一定范围内，骨骼肌收缩的大小取决于刺激强度，这是刺激与组织反应之间的一个普遍规律，通过实验加深对这一关系的理解。

【实验对象】

蟾蜍或蛙。

【实验器材和药品】

制备坐骨神经-腓肠肌标本的器械、计算机、BL-420 生物机能实验系统、张力换能器、刺激电极、支架、双凹夹、肌槽、任氏液。

【实验步骤】

1. 仪器装置　刺激电极一端与计算机主机面板上的刺激输出接口相连，另一端与肌槽上的接线柱相连。张力换能器一端与计算机主机面板上的“1 通道”输入接口(CH1)相连，另一端固定在肌槽上。

2. 制备坐骨神经-腓肠肌标本　置于任氏液中浸泡 10～20min(方法同实验一)。提出标本将股骨干固定在肌槽的小孔里，坐骨神经干置于肌槽的电极上，腓肠肌肌腱端结扎线与换能器连接于垂直位(线的最适长度为 10～15cm)，并调整好张力，松紧适度。

3. 进入实验系统 打开计算机，进入 Windows 桌面。双击 BL-420 图标，进入 BL-420 生物机能实验系统主界面。鼠标单击菜单条的“输入信号”，弹出下拉式菜单，移动鼠标，选定“1 通道”及“张力”信号。鼠标单击菜单条的“实验项目” 弹出下拉式菜单，移动鼠标，选定“肌肉神经实验(F)”项中“刺激强度与反应的关系(1)”，鼠标左键单击该项，弹出“设置刺激强度与反应关系实验参数”。

(1) 先点击“程控”进入实验。系统自动进入已设置基本参数的该实验状态。待实验结果均成功后。单击工具条上的“停止”项并在指定的文件夹内以“强度程控” 文件名存盘。

(2) 用相同的方法再进入到“设置刺激强度与反应关系实验参数”。点击“非程控”进入实验。根据需要调节走纸速度。设置刺激参数，“模式”选用“细电压”，“方式” 选用“单刺激”，“波宽”固定于一个较小的位置，“强度 1”从零开始，逐渐增加，手控启动，观察记录有无肌肉收缩及收缩高度，当刺激增加到某一强度时，肌肉刚开始有一轻微收缩，并在纸上描记到一个最小垂直线，即为阈收缩。然后逐渐增加刺激强度，可得到一系列逐步升高的垂直线，最后即使再增加刺激强度，垂直线高度也不再增加时，即为最大收缩。待实验结果均成功后，单击工具条上的“停止”项并在指定的文件夹内以“强度非程控” 文件名存盘。

4. 编辑打印实验结果 实验结束后，反演“强度程控”和“强度非程控”两个文件，剪辑实验结果在图画板上，编辑并打印之。

【注意事项】

(1) 每次刺激后必须令肌肉有相同的休息时间(0.5～1min)，并在标本上滴加任氏液，再进行下一次刺激。

(2) 本实验的关键步骤是寻找阈刺激和最适刺激，应参考程控实验，明确这两个刺激的强度后再进行正式实验。

(3) 实验记录只有在实验结束才可停止，并准确记忆本实验结果的文件名和所在位置。

(4) 注意区别文件的扩展名为“. Dat” 和 “. bmp”的文件。

实验三　骨骼肌的单收缩与强直收缩

(一) 实验预习要点

1. 蟾蜍的捉拿和固定

2. 手术操作

(1) 破坏脑和脊髓。

(2) 制作坐骨神经-腓肠肌标本。

3. BL-420 生物机能实验系统的操作和使用

(1) BL-420 生物机能实验系统与张力换能器的连接方法。

(2) 实验结果正确记录、编辑和打印方法。

4. 预测结果 预测刺激频率对骨骼肌收缩形式的影响。

（二）实验指导

【目的和原理】

肌肉兴奋的外在表现是收缩，收缩有两种形式，一种为等长收缩，另一种为等张收缩。给活着的肌肉一个有效刺激，肌肉将发生一次等长或等张收缩即单收缩。在体肌肉的兴奋是由神经传至肌肉的，不可能只是单一收缩，而是一连串刺激所引起的彼此相重叠和融合的收缩，即不完全性强直收缩或完全性强直收缩。本实验的目的是观察刺激频率和收缩形式之间的关系。

一个单收缩一般要经过潜伏期、缩短期和舒张期三个时间过程。使用相继的两个有效刺激作用于肌肉，如果相继两个刺激的间隔时间大于该肌肉收缩的全部时间，则出现波形上互相分开的单收缩。逐渐缩短两个刺激的间隔时间，使第二个刺激落在第一个收缩的舒张期，就会引起两个单收缩不同程度复合（舒张期复合收缩）。再缩短两个刺激的间隔时间，使第二个刺激落在前一个收缩的缩短期，此时前后两个单收缩会复合起来形成一个收缩幅度比较高的收缩波形，称完全复合收缩（收缩期复合收缩）。如果将一连串有效刺激加于肌肉，可因刺激频率不同呈现不同的收缩形式。如果刺激频率很低，即相继两个刺激的间隔很大，则出现一连串的单收缩，逐渐增大刺激频率，则会出现相邻两个波形不同程度的复合，若曲线呈锯齿状，即不完全强直收缩；再继续加大刺激频率，则肌肉处于完全、持久的收缩状态，看不出单收缩的痕迹，这就是完全性强直收缩。强直收缩的高度大于同样刺激条件下单收缩的高度，而且在一定范围内随刺激频率的增大，收缩高度也增加，说明肌肉收缩产生的张力增大，做功越多。正常机体自然状态下的骨骼肌收缩形式，几乎都是完全性强直收缩（图 11-2，图 11-3）。

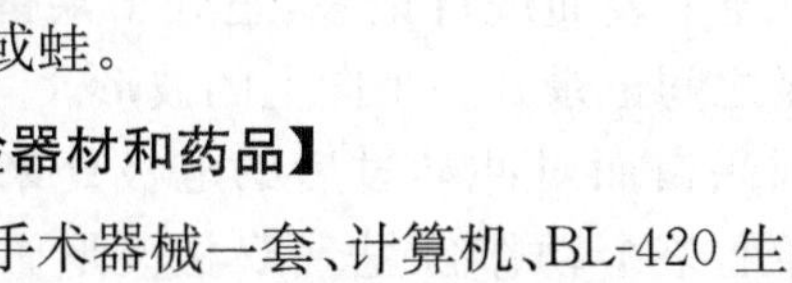

图 11-2　单收缩和强直收缩

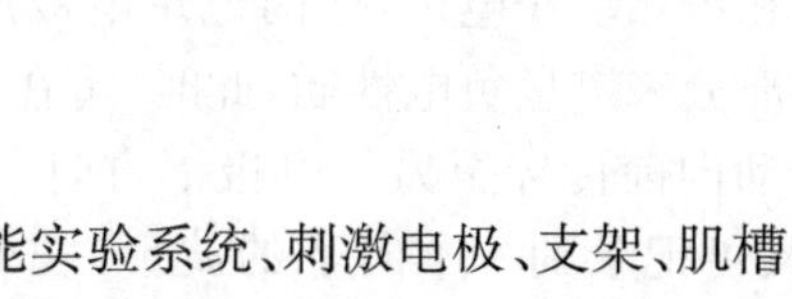

图 11-3　复合收缩

【实验对象】

蟾蜍或蛙。

【实验器材和药品】

蛙类手术器械一套、计算机、BL-420 生物机能实验系统、刺激电极、支架、肌槽、培养皿、任氏液。

【实验步骤】

（1）制备坐骨神经—腓肠肌标本，置于任氏液中浸泡 10～20min。

（2）标本固定于肌槽上，连接相应装置。

（3）开启仪器（同实验二）BL-420 →“实验项目”→“神经肌肉”→“刺激频率与反应的关系”。

(4) 用单刺激,手控启动,使相继两个刺激的间隔时间逐渐缩短,使第二个刺激分别落在前一个收缩的舒张期和收缩期,即可记录出复合收缩曲线。

【注意事项】

每次刺激之后必须让肌肉有相同的休息时间(0.5～1min),并用任氏液冲洗标本。

实验四　神经干的动作电位

(一) 实验预习要点

1. 蟾蜍的捉拿和固定

2. 手术操作

(1) 破坏脑和脊髓。

(2) 制作坐骨神经-腓肠肌标本。

3. BL-420 生物机能实验系统的操作和使用

4. 预测结果　预测刺激强度对神经干动作电位的影响及机械损伤。

(二) 实验指导

【目的和原理】

从细胞膜外看,处于兴奋部位的膜外对于静止部位呈负电性质,当兴奋通过后,该处的电位又恢复到静止时的水平。这种神经兴奋时所发生的可传播的电位变化称为动作电位。动作电位是细胞兴奋的客观标志。本实验采用细胞外记录的方法,引导蟾蜍或蛙坐骨神经的动作电位(包括双相和单相动作电位)。

对于单根神经纤维来讲,动作电位是膜受刺激后,在原有的静息电位的基础上发生的一次膜两侧电位的快速而可逆的倒转和复原。动作电位具有不融合、呈非衰减性传导,依从“全或无”法则等特点。

神经干的动作电位是许多根神经纤维兴奋时综合电变化的反映,因此在某些方面,不具有单根神经动作电位的特点。

神经干的动作电位是神经兴奋的客观标志。神经干动作电位波形因记录方法不同,可分为双相和单相动作电位,把两记录电极放在神经干表面进行记录,正处于兴奋的部位对于静止的部分来讲呈负电性质,此时,可在两电极之间记录到一个向上的波形。

当冲动向前传导至另一电极下方时,该处因兴奋而对冲动过后的电极处来说呈负电性,因此又可记录到一个向下的波形,在荧光屏上整个动作位呈现双相波形。如果在两记录电极之间夹伤神经,虽然神经结构仍然保持完整,但神经冲动不能由一处电极传至另一处电极,此时只能记录到一个向上的单相动作电位波形。需要注意的是,蛙坐骨神经干由许多神经纤维所组成,记录到的动作电位为复合电位,而不表现出“全”或“无”的现象。

【实验对象】

蟾蜍或蛙。

【实验器材和药品】

蛙类手术器械、计算机、BL-420生物机能实验系统、神经屏蔽盒、滤纸片、棉球、任氏液。

【实验步骤和观察项目】

1. 制备蟾蜍或蛙坐骨神经-腓神经标本　制作方法与制备坐骨神经-腓肠肌标本基本相同，除分离出坐骨神经外，还应分离出一段腓神经，使神经干的长度尽量长些。分离过程中，避免牵拉神经。剪去神经分支及神经周围的结缔组织膜，将神经标本放入盛有任氏液的培养皿中备用。

2. BL-420　菜单条 → 实验项目（单击） → 肌肉、神经实验 → 神经干动作电位引导（单击）。

3. 观察项目

（1）辨认刺激伪迹和双相动作电位波形，并测量其幅值、时程与潜伏期（即刺激伪迹前沿到动作电位起始处的时间间隔，根据扫描速度读出ms数）。

（2）观察刺激强度对动作电位幅值的影响：随着刺激强度增加，刺激伪迹和动作电位的幅度也相应增大。当刺激强度增大到某一数值时，动作电位达最大幅值，此后再增加刺激强度，伪迹随之增大，而动作电位却不再增大。

【注意事项】

（1）神经干应平直地置于电极之上，两端不可与屏蔽盒接触，也不可把神经干两端缠绕于电极之上，两端任其自然悬空。

（2）应适时给神经干滴加任氏液，以保持标本湿润。

（3）刺激强度应由小逐级增大，不可过强。

（*罗　彦*　李光华）

第十二章　生理学设计性实验

设计性实验是指针对某项与医学有关的未知或未全知的问题（即研究目标或问题），采用科学的思维方法，进行大胆设计、探索研究的一种开放式教学实验。实验实施的基本程序与科研过程是一致的，通过设计性实验，可使学生初步掌握医学科学研究的基本程序和方法，培养学生的自学能力、科学的创造性思维能力及综合素质。

设计性实验的实施需要教师的精心组织。首先由教师以专题讲座的形式介绍实验设计的目的与意义、如何选题、设计的步骤、注意事项、教研室现有的仪器设备、实验设计书的书写格式及如何进行课堂答辩等。再以班级为单位，由 4 或 5 名学生组成一个实验小组，经过查阅文献资料、调研、选择实验项目，写出实验设计方案即“实验设计书”，交老师审阅修改后再在小组会上进行开题论证，其方案经指导教师审查同意后进行预实验，继而转入正式实验，实验结束后写出总结论文，并以班级为单位组织论文总结与答辩。答辩时，每个实验小组推选一名主讲人，讲解 10min，答辩 10min，师生提问，最后综合评分。

如果受人力物力限制，没有条件把同学所设计的实验付诸实施，则可对预计结果进行分析、讨论和总结，也能起到拓展知识、活跃思维的作用。

第一节　实验设计的一般原则

一、基 本 原 理

设计性实验的一个重要组成部分是实验设计，其基本原理是运用统计学的知识和方法，使实验因素在其他所有因素都被严格控制的条件下，实验效应（作用）能够准确地显示出来，最大限度地减少实验误差，使实验达到高效、快速和经济的目的。因此，实验设计是关于实验研究的计划和方案的制订，是对实验研究所涉及的各项基本问题的合理安排，使实验研究能获得预期结果的重要保证。

二、基 本 要 素

医学实验研究，无论是在动物身上进行实验，还是在医院里以患者为对象的临床实验，都包括最基本的三大要素，即处理因素、实验对象与实验效应。

1. 处理因素　实验中根据研究目的确定的由实验者人为施加给受试对象的因素称为处理因素，如药物、某种手术、某种护理等。在设置处理因素时，应注意以下几个问题。

（1）抓住实验中的主要因素：由于因素不同及同一因素水平不同，造成因素的多样性，故在实验设计时，有单因素及多因素设计之分。所谓单因素设计是指给一种处理因素（如药物），观察处理前后的变化，它便于分析，但花费较大。多因素设计是指给几种处理因素同时观察，用析因分析法进行设计，它能节省经费和时间。但一次实验涉及的因素不宜过多，否则会使分组增多，受试对象的例数增多，在实际工作中难以控制。但处理因素过少，又难以提高实验的广度和深度。因此，需根据研究目的确定几个主要的、带有关键性的因素。

（2）明确非处理因素：非处理因素虽然不是我们的研究因素，但其中有些可能会影响实验结果，产生混杂效应，所以这些非处理因素又称混杂因素。如用两种降压药治疗高血压病人，非处理因素可能有年龄、性别等。若两种降压药组的年龄、性别构成不同，则可能影响降压药疗效的比较。设计时明确了这些非处理因素，才能设法消除它们的干扰作用。

（3）处理因素的标准化：处理因素在整个实验过程中应做到标准化，即保持不变，否则会影响实验结果的评价。如实验的处理因素是药物，那么药物的质量（成分、出厂批号等）必须保持不变。

2. 受试对象　受试对象的选择十分重要，对实验结果有着极为重要的影响。机能学实验的受试对象包括人和动物。为了避免实验给人带来损害或痛苦，除了一些简单的观察，如血压、脉搏、呼吸、尿量的实验可以在人体进行以外，主要的实验对象应当是动物，选择动物的条件如下。

（1）必须选用健康动物。动物的健康状态可以从动物的活动情况和外观加以判断，如狗、兔等动物有病时，常表现为精神萎靡不振、行动迟缓、毛蓬乱、无光泽、鼻部皮肤干燥、流鼻水、眼有分泌物或痴样积垢、身上腥臭气味浓重、肛门及外生殖器有稀便、分泌物等。

（2）动物的种属及其生理、生化特点是否合适复制某一模型。例如鸡、犬不适合做发热模型，家兔则适合；大白鼠、小白鼠、猫不适合做动脉粥样硬化模型，猪、兔、鸡、猴则适合；大白鼠没有胆囊；猫和鸽有灵敏的呕吐反射，而家兔和其他啮齿动物则不发生呕吐；豚鼠耳蜗较发达，常用于引导耳蜗微音器电位；呈一束的减压神经仅见于家兔，多用于减压反射或减压神经放电实验等。

（3）动物的生物学特征是否比较接近人类而又较经济易得。例如，猩猩、猴子有许多基础生物学特征与人类十分接近，用猩猩、猴子复制人类疾病模型进行实验研究，所得的结果比较接近人的情况，然而因为这些动物价昂难得，饲养、管理的要求也较高，故常采用其他价廉易得的动物，如需用大动物完成，可选用犬、羊、猪，一般常选择的实验动物为家兔、大白鼠、小白鼠等，只在某些关键性的实验时才使用那些昂贵难得的动物。

（4）动物的品系和等级是否符合要求。不同的实验研究有不同的要求。原发性高血压大鼠适合高血压实验研究，裸鼠适合做肿瘤病因学实验研究，一般清洁动物适合学生实验，无菌动物适合高要求的实验研究。

（5）动物的年龄、体重、性别最好相同，以减少个体间的生物差异。动物年龄可按体重大小来估计。大体上，成年小白鼠为 20～30g；大白鼠为 180～250g；豚鼠为 450～700g；兔为 2.0～2.5kg；狗为 9～15kg。急性实验选用成年动物，慢性实验最好选择年轻健壮的雄性动物。对性别要求不高的实验，雌雄应搭配适当；与性别有关的实验研究，要严格按实验要求选择性别。

3. 实验效应　实验效应主要是指选用什么样的标志或指标来表达处理因素对受试对象的某种作用的有无及大小的问题。这些指标包括计数指标（定性指标）和计量指标（定量指标），主观指标和客观指标等。指标的选定需符合以下原则。

（1）特异性：即能反映某一特定的现象而不致与其他现象相混淆，如高血压中的血压（尤其是舒张压）可作为高血压病的特异指标；尿生化检测中的尿素氮和肌酐可作为肾衰竭的特异指标。

（2）客观性：即不受主观偏性的干扰，选用易于量化的、经过仪器测量和检验而获得的指标，如心电图、脑电图、血气分析等化验室的检查结果，以及病理学的诊断意见、细菌学培养结果等。

（3）重复性：即在相同条件下，指标可以重复出现。为提高重现性，需注意仪器的稳定性，减少操作的误差，控制动物的机能状态和实验环境条件。在注意到上述条件的情况下，重现性仍然很小，说明这个指标不稳定，不宜采用。

（4）灵敏性：即能根据实验的要求，相应显示出微小的变化。它是由实验方法和仪器的灵敏度共同决定的。如果灵敏性差，对已经发生的变化不能及时检测出，或往往得到假阴性结果，这种指标应该放弃。

（5）精确性：精确性包括准确度和精密度两层意思。准确度是指观察值与真值的接近程度，主要受系统误差的影响。精密度是指重复观察时，观察值与其均数的接近程度，其差值属随机误差。实验效应指标要求既准确又精密。

（6）可行性：即指标既有文献依据或实验鉴定，又符合本实验室和研究者的技术设备和实际水平。

在选择指标时，还应注意以下关系：①客观指标优于主观指标；②计量指标优于计数指标，将计数指标改为半定量指标也是一大进步；③变异小的指标优于变异大的指标；④动态指标优于静态指标，如体温、疗效、体内激素水平变化等，可按时、日、年龄等作动态观察；⑤所选的指标要便于统计分析。

三、基本原则

为确保实验设计的科学性，除了对实验对象、处理因素、实验效应做出合理的安排以外，还必须遵循实验设计的三个原则，即对照、随机、重复的原则。

1. 对照的原则 所谓对照就是要设立参照物。因为没有对比，就无法鉴别优劣。在比较的各组之间，除处理因素不同外，其他非处理因素尽量保持相同，从而根据处理与不处理之间的差异，了解处理因素带来的特殊效应。通常实验应当有实验组和对照组，按统计学要求二者的非处理因素应当完全相同。如实验动物要求种属、性别、年龄相同，体重相近；实验的季节、时间和实验室的温度、湿度也要一致；操作的手法前后要相同，行为学实验还要求实验者不要更换等。只有这样，才能消除非处理因素带来的误差，实验结果才能说明问题。

根据实验研究的目的和要求不同，可选用不同的对照形式，常用的对照形式有：

（1）空白对照：又称正常对照，是指在不加任何处理的“空白”条件下或给予安慰剂及安慰措施进行观察对照。例如，观察生长素对动物生长作用的实验，就要设立与实验组动物同属、年龄、性别、体重的空白对照组，以排除动物本身自然生长的可能影响。

(2) 标准对照:是指用标准值或正常值作为对照,以及在所谓标准的条件下进行观察对照。如要判断某人血细胞的数量是否在正常范围内,就要通过计数红细胞、白细胞、血小板的数量,将测得的结果与正常值进行对照,根据其是否偏离正常值的范围作出判断。这时用的正常值就是标准对照。

(3) 实验对照:是指在某种有关的实验条件下进行观察对照。如要研究切断迷走神经对胃酸分泌的影响,除设空白对照外,尚需设假手术组作为手术对照,以排除手术本身的影响。假手术组就是实验对照。

(4) 自身对照:是指用同体实验前资料作为对照,将实验后的结果与实验前的资料进行比较。这种同体实验前后资料的对比,称自身对照。例如,用药前、后的对比。

(5) 相互对照:又称组间对照。不专门设立对照组,而是几个实验组、几种处理方法之间互为对照。例如,三种方案治疗贫血,三个方案组可互为对照,以比较疗效的好坏。

2. 随机的原则　即所研究总体中的每一个个体都有同等的机会被分配到任何一个组中去,分组的结果不受人为因素的干扰和影响。同时,实验操作的顺序也应当是随机的。通过随机化的处理,可使抽取的样本能够代表总体,减少抽样误差;还可使各组样本的条件尽量一致,消除或减小组间人为的误差,从而使处理因素产生的效应更加客观,便于得出正确的实验结果,例如进行一个药物疗效的实验,观察某种新的抗生素对呼吸道感染的治疗效果,实验组和对照组复制同一程度的呼吸道感染模型,然后给予实验组新的抗生素,对照组给予等量生理盐水。如果动物的分配不是随机进行,把营养状态好和体格健壮的动物均放在实验组,把营养和体格不好的动物放在盐水对照组,最后得到的阳性实验结果并不能真正反映药物的疗效,很可能是动物体格差异所致。

随机化的方法很多,如抽签法、随机数字表法、随机化分组表法等,具体可参阅医学统计学。

3. 重复的原则　重复是指各处理组及对照组的例数(或实验次数)要有一定的数量。若样本量过少,所得的结果不够稳定,其结论的可靠性也差。如样本过多,不仅增加工作难度,而且造成不必要的人力、财力和物力的浪费。为此,应该在保证实验结果具有一定可靠性的条件下,确定最少的样本例数,以节约人力和经费。

关于样本含量估计的方法可参考《卫生统计学》。在机能学实验中,通常根据文献资料、预实验结果,结合以往的经验来确定样本含量。例如,要研究侧脑室注射组胺对胃酸分泌的影响,设对照组(脑室注射人工脑脊液)、实验组又分组胺组、H1 和 H2 受体阻断剂组及 H1 受体阻断剂+组胺组和 H2 受体阻断剂+组胺组等共六组,每组 10 只动物,那么,完成这项实验就要 60 只动物。重复的第二层意思是指重复实验或平行实验。由于实验动物的个体差异等原因,一次实验结果往往不够确实可靠,需要多次重复实验方能获得可靠的结果。通过重复可以估计抽样误差的大小,因为抽样误差(即标准误)大小与重复次数成反比。二是可以保证实验的可重复性(即再现性)。实验需重复的次数(即实验样本的大小),对于动物实验而言(指实验动物的数量)取决于实验的性质、内容及实验资料的离散度。一般而言,计量资料的样本数每组不少于 5 例,以 10～20 例为好。计数资料的样本数则需每组不少于 30 例。

第二节　设计性实验的选题、设计与实施

设计性实验的基本内容包括：①明确实验目的，查阅文献，拟订立题报告；②设计实验方法和实验步骤，包括实验材料和对象、实验的例数和分组、技术路线和观察指标等；③进行预实验，根据预试结果，调整或修改设计方案，正式进行实验；④收集、整理实验资料并进行统计分析；⑤总结和完成论文，进行论文答辩。

一、立　　题

立题即选题。选题是科研中首要的问题，选题正确与否决定着实验的成败，故学生选题时一定要注意选题的基本原则和要求，即课题要具有科学性、创造性、可行性和实用性，特别是创造性和可行性的辩证统一。

(1) 科学性是指选题应建立在前人的科学理论和实验基础之上，符合科学规律，而不是毫无根据的胡思乱想。

(2) 创造性是指选题具有自己的独到之处，或提出新规律、新见解、新技术、新方法。或是对旧有的规律、技术、方法有所修改、补充。

(3) 可行性是指选题切合研究者的学术水平、技术水平和实验室条件，使实验能够顺利得以实施。

(4) 实用性是指选题具有明确的理论意义和实践意义。选题的过程是一个创造性思维的过程。它需要查阅大量的文献资料及实践资料，了解本课题近年来已取得的成果和存在的问题；找出要探索的课题关键所在，提出新的构思或假说，从而确定研究的课题。但对在校学生而言，由于各种条件的限制，其选题范围不宜太宽，条件要求不宜太高。主要应围绕生理、病理生理和药理学所学的理论知识和相关文献，按照上述原则，在指导教师的指导下进行。比如，对原有实验方法进行改进、建立一种新的动物模型、探讨体液因子的作用、研究某种药物的作用机制等。

二、设　　计

根据实验目的和要求设计实验方法。当处理因素只有一个(可为多个水平)时，可用完全随机设计。当实验因素按一定条件配成对或配伍时，可用配对设计或配伍设计。当实验因素>2，且因素间存在交互作用时，可用析因试验设计。当实验因素为3个，各因素间无交互作用且水平数相等时，可用拉丁方设计。当实验因素较多时(>3个)，各因素间存在交互作用，水平数相等或不等时，可用正交设计。这样可以用较少的处理组合数研究较多的实验因素，因而可以大量节约人力物力(详见统计学)。

三、实　　施

1. 选择实验对象　机能实验的主要对象包括正常动物、麻醉动物和病理模型等整体动

物，以及离体器官、组织、细胞等。选择何种对象应考虑实验的目的、方法和指标，以及各种动物或标本的特点。

2. 确定样本例数　一般情况下，动物实验每组所需的样本数见表 12-1。也可根据以往资料估算实验例数。

表 12-1　动物实验每组所需的样本数

动物	计量资料	计数资料
小(小鼠、大鼠、蛙)	≥10	≥30
中(兔、豚鼠)	≥4	≥20
大(犬、猫)	≥5	≥10

3. 随机抽样分组　方法有下列几种。

(1) 简化分层随机法：常用于单因素小样本的一般实验。即将同一性别的动物按体重大小顺序排列，分组时由体重小的到大的按次序随机分到各组。在一个实验中体重不宜相差过大。一种性别的动物分配完后，再分配另一性别的动物。各组雌雄性别数目应一致。

(2) 完全随机法：主要用于单因素大样本的实验。先将样本编号后，按统计专著所附的随机数字表，任取一段数字，依次排配各样本。然后按这些新号码的奇偶(分两组时)或除以组数后的余数(分两组以上时)作为分配归入的组次。最后仍同前再随机调整，以使各组样本数达到均衡。

(3) 均衡随机法：对重要因素进行均衡，使各组基本一致；对次要因素则按随机处理。例如，对小鼠的体重及性别均衡，先按雌雄分层放置 2 笼，再按体重分成“雌重、雌轻、雄重、雄轻”4 层，每层小鼠再按随机法分到 A、B、C 三组，此时各组中的雌雄轻重均基本一致，而其他因素亦得到随机处理。

4. 确定观察指标　观察指标首先要能反映被研究问题的本质，具专一性。其次是指标必须可用客观的方法取得准确数据，如血压、血糖、体重等，而愉快、麻木、头昏等则属主观感觉，即难定性，更不宜定量。

另外，还需明确指标测定的具体步骤，包括标本采集(时间、样本量)、样本处理、测定方法和使用仪器等。

5. 进行预实验　初试实验，也称预备实验，是在实验准备完成以后对实验的“预演”。其目的在于检查各项准备工作是否完美，实验方法和步骤是否切实可行，测试指标是否稳定可靠，而且初步了解实验结果与预期结果的距离，从而为正式实验提供补充、修正的意见和经验，是实验必不可少的重要环节。

6. 实验结果的观察和记录　观察是对客观事物或现象有意识的、仔细的知觉。观察不仅通过人的感官，而且广泛借助仪器设备去进行。观察时应注意系统、客观和精确。观察到的结果也应注意做系统、客观和准确的记录。记录可通过文字、数字、表格、图像、照片、录音、录像、影片等方式。在进行实验设计时，实验记录的格式也同时要设计好，以便保证实验有条不紊地进行，不至遗漏重要的观察项目，同时便于整理统计分析结果。实验记录一般应包括：

(1) 实验样本的条件:如动物的种类、标记、编号、体重、性别等。

(2) 实验药物的条件:如药物的出处、批号、剂型、浓度、剂量,给药途径等。

(3) 实验环境的条件:如时间、温度等。

(4) 实验日程步骤及方法。

(5) 观察指标变化的数据或原始描记图等。

7. 数据统计分析 略。

8. 论文和报告的撰写 略。

第三节 设计性实验的分析与总结

分析与总结的总原则为侧重观察学生是否通过这一教学过程受到智力的开拓,将重点放在设计思路与通过实际操作将书面设计转化为实际结果的可行性,及综合应用理论知识解释实验结果的能力。具体总结方法如下:

设总分为 40 分,分数安排如下:

(一) 实验的选题与实验设计

根据选题是否符合科学性,有无新意,是否可行及设计方案的明确目的性和方法的简便性综合评定,分优、良、中、一般四个档次,得分分别为 7、6、5、4 分。

(二) 实验过程与结果

根据实验操作是否熟练规范,观察与记录的实验结果是否客观,是否准确可靠,以及实验技术的难度大小进行综合评定,分优、良、中、一般四个档次,得分分别为 10、8、6、4 分。

(三) 实验论文的质量

根据论文的论点是否突出,条理是否清楚,文字是否精练,分析讨论是否科学,逻辑推理是否准确,做出的结论是否恰当、合理,参考文献是否规范等方面进行综合评定,用优、良、中、一般四个等级予以记分,分别记 8、7、6、5 分。以上三项为小组共同得分,由指导教师评定。

(四) 答辩表现

由指导老师或其他组学生对其报告的论文提出问题,被评组学生均有机会回答问题,提问内容包括:文献准备与背景知识,设计思路与技术手段,操作环节与实验结果,分析讨论与存在问题等;同时,根据报告者表达的条理性、艺术性,按优、良、中三个等级记分,分别记 5、4、3 分,论文报告者加 1 分,此项评分仍由指导教师评定。

(五) 小组互评

各小组成员在其他组进行论文报告和答辩时对其实验设计质量、实验结果的合理性、论文质量及论文报告答辩情况予以综合评定,现场按优、良、中三个等级分别给出 4、3、2 分,各组评分的平均值即为被评小组学生的共同得分。

（六）在实验设计和论文中的排名得分

学生在实验设计和论文中排名由小组根据个人贡献大小(包括文献调研、实验选题、方案设计、资料整理、结果分析及论文撰写等方面)民主评议确定，并上报指导教师审定。实验设计和实验论文的第一作者、第二作者及第三以后作者分别得 6、4、2 分。

第四节　设计性实验

例一　理气药对豚鼠胆汁成分的影响

【目的和原理】

胆汁是重要的消化液，机体内一些大分子及脂类等代谢产物需经肝脏处理后，通过胆汁排出体外；另一方面胆石的形成及其防治也与胆汁成分的变化密切相关。理气药能够治疗肝郁气滞的病证，通过分析理气药对胆汁成分的影响，有助于理解理气药的作用机制。

【实验对象】

豚鼠。

【实验器材和药品】

离心机、721 分光光度计、荧光光度计、恒温水浴箱、动物的常规剖腹手术器械一套。戊巴比妥钠、显色剂、溴甲酚紫指示剂、胆固醇、无水乙醇、Folch 液、氯仿、柠檬酸-磷酸盐缓冲液、牛黄胆酸、浓硫酸、生理盐水。

【实验步骤与方法】

1. 胆汁的收集　豚鼠用戊巴比妥钠 1ml/kg 腹腔注射麻醉后剖腹，沿十二指肠第一段，暴露胆总管，剪一小口向肝端插入导管结扎固定，并引出腹壁，将胆汁引流于棕色小瓶中，待一般情况稳定，记录给药前后各一小时的胆汁流量，并留待测定胆汁成分。

2. 作股静脉插管　将导管与微量输液泵连接，按 30μmol/h 输入牛黄胆酸，以维持体内胆汁酸的稳定。

3. 胆汁成分的测定

(1) 胆固醇的测定：取带塞离心管一支，准确加入 0.1ml 胆汁，向管底加入无水乙醇 4.9ml，用力振摇半分钟，室温放置 10min 后再振摇混合，2500rpm 离心 10min 取上清液按下述步骤检测(见表 12-2)。

表 12-2　胆固醇的测定步骤

试剂	测定管 (ml)	标准管 (ml)	空白管 (ml)
乙醇抽提液(上清液)	2		
胆固醇标准液		2	
无水乙醇			2
显色剂	2	2	2

20min 后在 550 处比色，空白管校正零点。

计算：

$$胆固醇(\mu mol/ml)=\frac{测定管光密度}{标准管光密度}\times 5$$

(2) 总胆汁酸测定：取胆汁 0.1ml 按下述次序加入各种试剂(见表 12-3)。

表 12-3 总胆汁酸测定步骤

试剂	测定管(ml)	标准管(ml)	试剂	测定管(ml)	标准管(ml)
稀释胆汁	0.1		氯仿	3.0	3.0
胆酸标准液		0.1	Folch 液	1.0	1.0
无水乙醇	1.5	1.5			

旋涡振荡器匀和 30s，静置 10min，3000rpm 离心 15min 取上清液 0.1ml 加浓硫酸 5.0ml，置 65℃水浴 1 小时，自来水冷却，荧光光度计比色。

计算：

$$总胆汁酸(mg/ml)=\frac{测定管光密度}{标准管光密度}\times 10\times\frac{1.0}{0.1}\div 1000\times 10$$

【预期结果及分析】

见表 12-4。

表 12-4 理气药对胆汁成分的影响

药物	动物数(只)	胆汁成分	
		胆固醇(μmol/ml)	胆汁酸(mg/ml)
理气药			
生理盐水			

将实验数据并进行统计学处理并填入表中，对实验结果进行分析讨论。

【问题及对策】

(1) 输入牛黄胆酸的目的是为了维持体内胆汁酸的稳定。

(2) 标准曲线制作：要精确称取标准试剂，仔细操作。

例二 血液总量的测定

【目的和原理】

在密闭的心血管系统中，血液充盈的多少直接影响到血压的高低，影响到许多病理过程的形成。因此，寻找一种简便易行的血液总量的测定方法，对于某些动物模型的复制，选择有效的观察指标等，均有一定的意义。本实验采用染料稀释法，即将一定量已知浓度无毒染料如伊文四蓝(又称 T-1824)注入静脉，待其在血浆中分布均匀后，取血测定染料的稀释倍数，以求出血液总量。

【实验对象】

家兔。

【实验器材和药品】

离心机、721 分光光度计、10ml 刻度离心管、吸管、滴管若干。0.5% T-1824 溶液、生理盐水、草酸盐抗凝剂。

【实验步骤与方法】

取兔仰卧固定，心脏采血 6ml，置抗凝管内，混匀。

(1) 3000r/min 离心分离血浆，并测红细胞比容。

(2) 耳缘静脉注射 0.5% T-1824，1ml/kg，10min 后心脏采血，分离血浆。

(3) 将注射 T-1824 前后血浆，在 721 分光光度计上比色，读取 OD 值，按下列公式计算血浆及血液总量。

$$\text{血浆总量}=\frac{\text{标准液 OD}\times 50\times \text{注入 T-1824 毫升数}}{\text{样品 OD 值}}$$

$$\text{血液总量}=\frac{100}{100-(\text{红细胞比容})}\times \text{血浆总量}$$

(4) 计算血液总量占兔体重的百分比。

【预期结果及分析】

将一组 10 只兔子的结果进行整理，去掉最低值和最高值，按统计学方法计算平均值。预期能得到比较满意的结果。

【问题及对策】

(1) 兔心脏采血后出血：解决办法，采血后限制其活动，防止出血。

(2) 标本溶血：解决办法，混匀血液时动作要轻。

（周　旭）

第十三章　生理学计算机模拟实验

随着多媒体技术、计算机网络技术和虚拟现实技术的发展，美国 William Wulf 教授于 1989 年提出虚拟实验室概念。虚拟实验室是利用计算机仿真技术和网络技术构建的各种虚拟实验环境，实验者在此仿真的环境中完成各种实验项目，以代替或加强传统的真实实验。

生理学模拟实验是根据全国医学院校生理学教学大纲的要求，应用多媒体编程软件编写成的，具有仿真程度高、界面友好、交互能力强、专家系统完善、系统的可操作性强和版本易升级等特点。采用计算机生物信号实时采集技术，从动物实验现场采集实验数据，根据统计学原理选择实验数据模型。用仿真记录仪和示波器以曲线形式，真实、动态地再现生理学多种实验过程。

第一节　《生理科学模拟实验》软件简介

整套软件包含了生理学、病理生理学和药理学 26 项实验。每项模拟实验基本用六个部分构成：1. 实验目的、基本原理介绍；2. 实验材料；3. 实验方法（实验技术介绍：动物手术、离体器官组织标本制备，实验设备：装置原理、使用方法，实验结果）；4. 模拟实验；5. 测验；6. 思考题。本书选编了其中一些生理学实验，建议在相应动物实验项目之后使用，可根据实验室条件或需要进行选择。

第二节　软件使用

（1）在 Windows 桌面上双击快捷键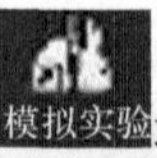

进入程序启动窗口（图 13-1）。

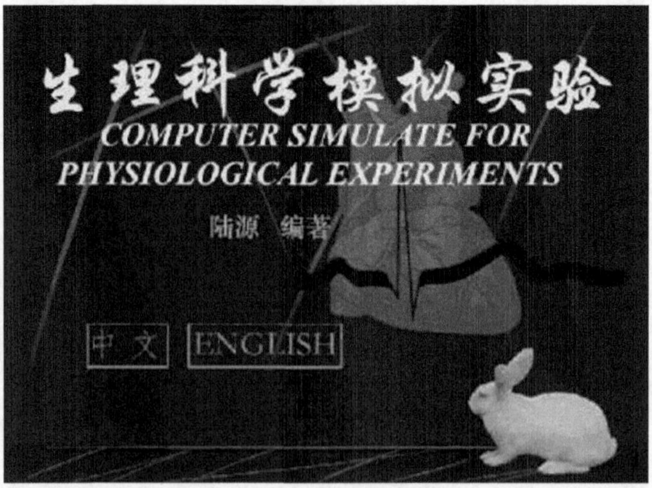

图 13-1　程序启动窗口

(2) 鼠标器左键点击启动窗口,进入模拟实验目录窗口(图 13-2)。模拟实验目录:共 26 项模拟实验及实验总论,本书编写了 13 项模拟实验。鼠标器点击任一实验项目即可进入模拟实验项目窗口或实验项目标题窗口;点击下一页可显示其余的实验项目;点击生理科学实验总论即可进入实验基础知识、实验方法等有关内容;鼠标器点击结束按钮,结束实验,程序退出。点击实验项目标题进入模拟实验项目窗口(图 13-3)。

(3) 模拟实验项目窗口左侧为菜单,菜单有如下内容:

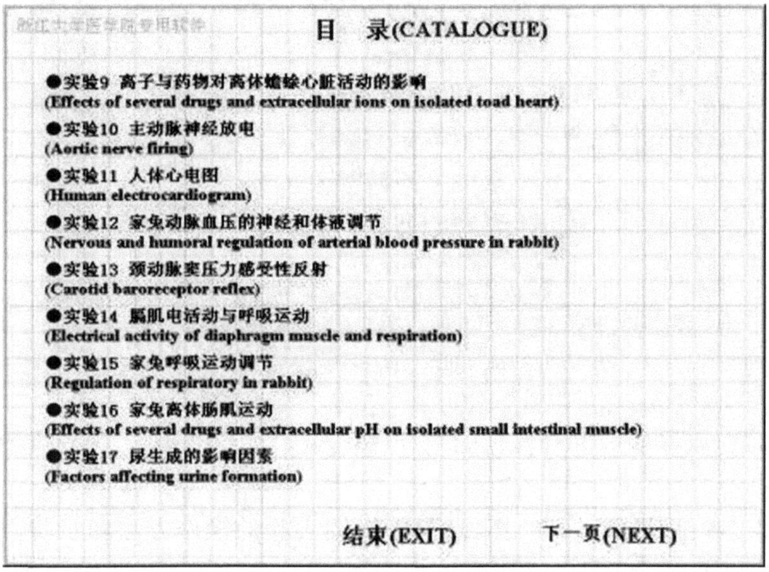

图 13-2 模拟实验目录窗口

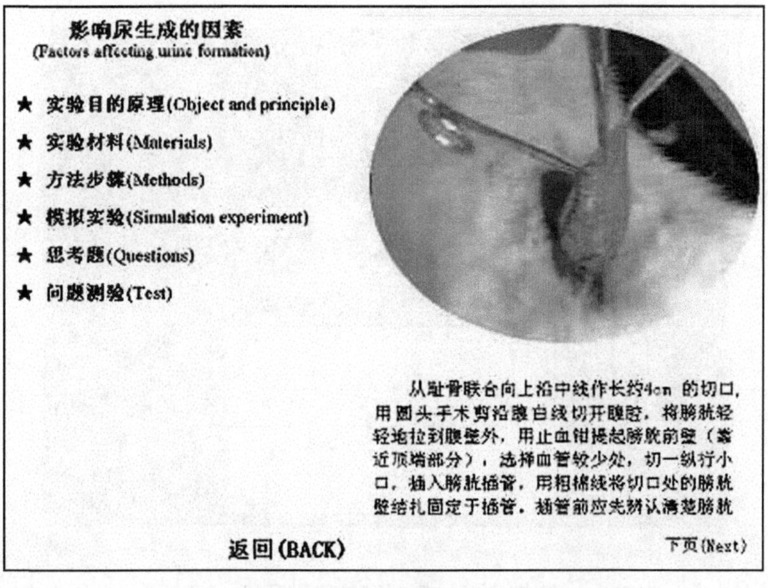

图 13-3 影响尿生成的因素模拟实验项目窗口

1）实验目的原理：（图 13-4）鼠标器点击可浏览用图片、文字介绍的实验原理（鼠标器在卡片上移动，指针形状变为“手形”时，点击文字标题，可显示对应标题的图片或动画。鼠标器点击“返回”标题，窗口退回到模拟实验窗口）。

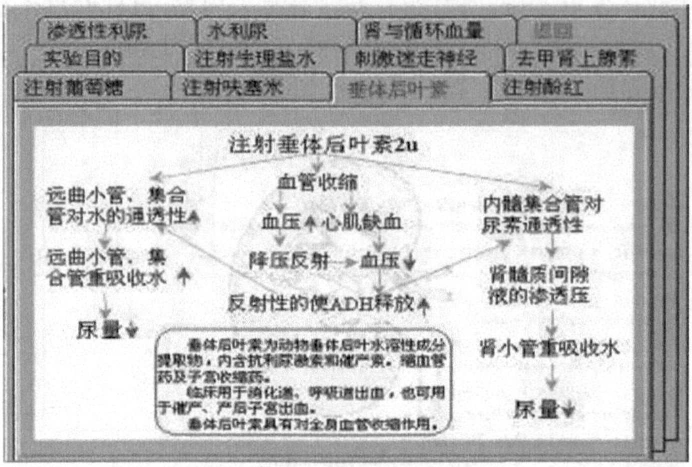

图 13-4　实验原理窗口

2）实验材料：鼠标器点击材料名称，有视频、图像、文字介绍实验材料的形态、性能、用途和使用方法。

3）方法和步骤：用视频、音频、图像、文字介绍实验的操作方法和步骤，实验仪器的连接、参数的设置和实验结果。

4）模拟实验：鼠标器点击模拟实验菜单，即可进入模拟实验窗口（图 13-5），对实验进行计算机模拟。

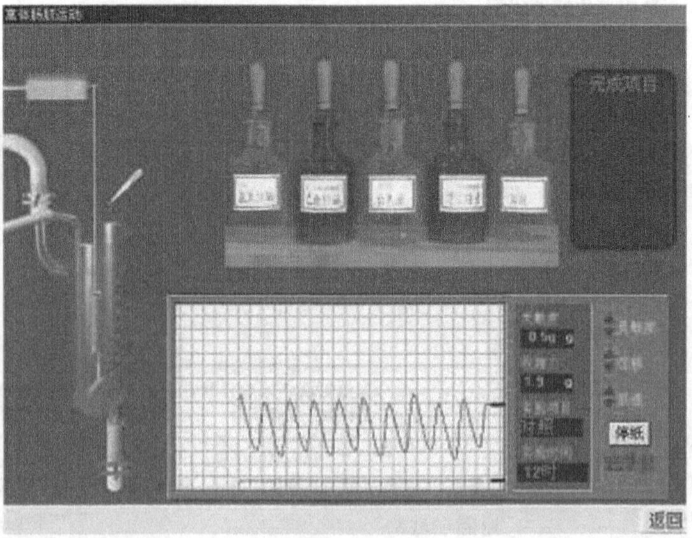

图 13-5　模拟实验项目窗口

5）打印窗口：打印实验数据。在记录仪上点击测量按钮，等待实验数据重显结束，用鼠标器在记录纸上双击（示波器方式可直接双击示波器显示屏），打印选择界面弹出。根据提示选择打印数据范围和份数并点击“预览”按钮，弹出打印预览窗口，等数据显示后（计算机速度慢，可能需要较长时间）点击“打印”按钮，预览的数据曲线送打印机打印（应在启动程序前，通过运行 printersetup.exe 安装打印功能）。建议使用激光打印机，打印纸为 A4 纸（图 13-6，图 13-7）。

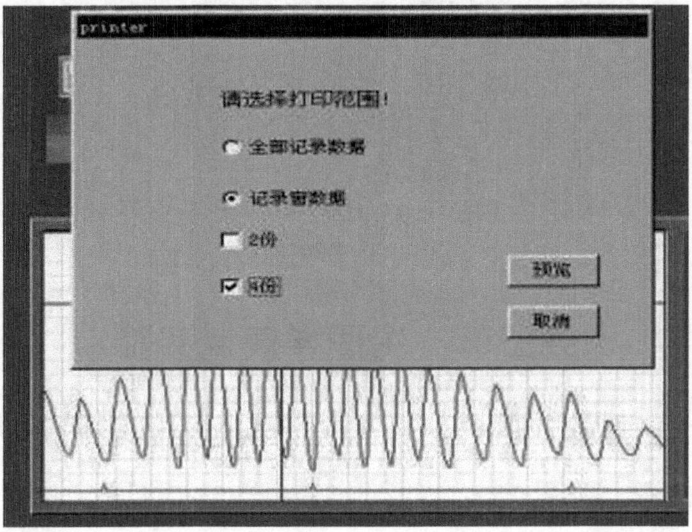

图 13-6　打印选择界面

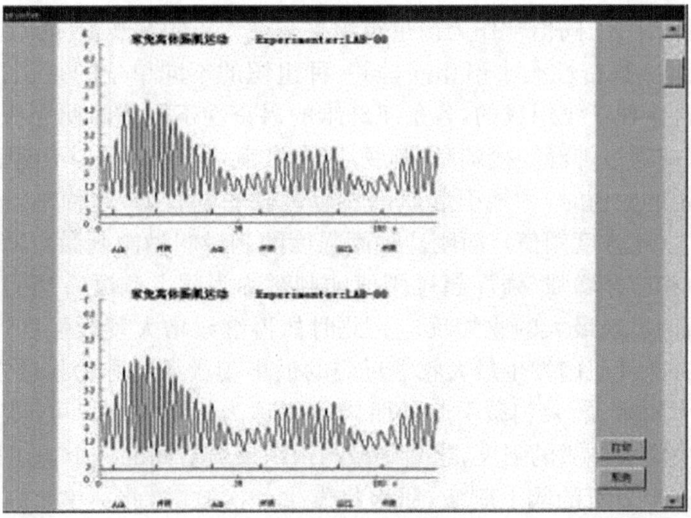

图 13-7　打印预览窗口

6）思考题：选择思考题会出现相关实验的思考题。

7）测验：选择测验，可进入测验窗口（图 13-8）。向红色输入框输入问题答案“a、b、c、d、e ”或“A、B、C、D、E”后，按“继续”按钮，再输入答案，反复进行，随时可按“结束测验”按钮结束测验，测验结果即刻显示，按“返回”按钮窗口退回到模拟实验窗口。

8）返回：鼠标点击返回按钮到模拟实验目录窗口。

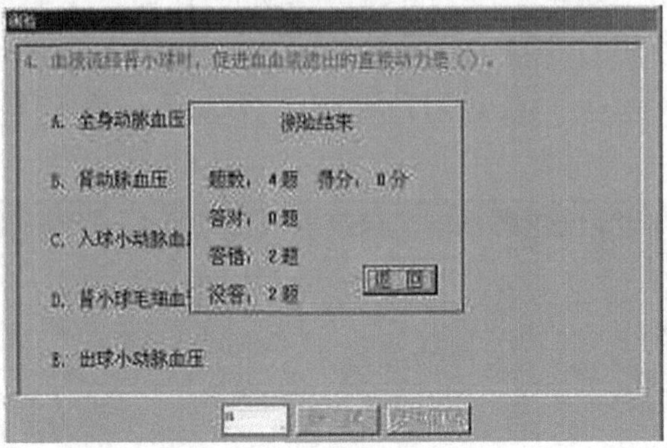

图 13-8 测验窗口

第三节 生理学模拟实验

实验一 刺激强度、频率对骨骼肌收缩的影响模拟实验

【目的和原理】

活的神经肌肉组织具有兴奋性，能接受刺激发生兴奋反应。但刺激要引起组织兴奋，其强度和作用时间必须达到一定的阈值(称强度阈值及时间阈值)。不同组织的阈值不同。兴奋性高的阈值低，因此，阈值常作为衡量组织兴奋性大小的客观指标。

不同种类的组织兴奋性大小不相同，同一种组织的不同单位的兴奋性大小也不相同。例如腓肠肌是由许多肌纤维组成的，各条肌纤维的兴奋性不同。因此用持续时间一定的单个刺激直接刺激(或通过神经间接刺激)腓肠肌时，如刺激强度太弱，不能引起肌肉收缩，只有当强度达到一定的数值时，才能引起肌肉发生最微弱的收缩，这种刚能引起反应的最小刺激强度称阈强度(或强度阈值)，而刚达到阈强度的刺激叫做阈刺激。随着刺激强度的增大，肌肉的收缩也相应地增强(强度超过阈值的刺激称为阈上刺激)；当刺激强度增大达到某一个强度时，肌肉出现最大的收缩反应。此时如再继续增大刺激强度，肌肉的收缩幅度却不再增大。这种能使肌肉发生最大收缩反应的最小刺激强度称为最适强度，具有这种强度的刺激称为最大刺激，最大刺激引起的肌肉收缩称为最大收缩。可见在一定范围内，骨骼肌收缩的幅度决定于刺激的强度，这是刺激与组织反应之间的一个普遍规律。

给活的肌肉一个短暂的阈上刺激，肌肉将发生一次收缩，此称单收缩。一个单收缩要经过潜伏期、缩短期和舒张期三个时间过程。逐渐加大刺激频率则会出现相邻两个收缩波不同程度的总和，其曲线特点呈锯齿状，即不完全强直收缩。这是由于前一个收缩的舒张期尚未结束，后一个收缩已经出现。如果再继续加大刺激频率，则肌肉收缩处于完全的持久收缩状态，看不出单收缩的痕迹，这就是完全强直收缩。这是由于前一个收缩的收缩期尚未结束，后一个收缩已经出现。强直收缩的幅度大于同样刺激条件下单收缩的高度。而且在一定范围内收缩幅度随着刺激频率的增加而增加。正常机体自然状态下的肌肉收缩，几乎都是强直收缩。

本实验的目的在于观察刺激频率和强度对肌肉收缩的影响。了解阈刺激、阈上刺激和最大刺激的概念和意义。了解单收缩、不完全强直收缩和完全强直收缩的概念和意义。

【模拟实验窗口介绍】

1. 离体坐骨神经腓肠肌 腓肠肌上端用棉线与张力换能器相连，腓肠肌收缩频率和幅度用腓肠肌活动动画和换能器弹性悬臂梁动画展现，并与仿真记录仪记录的曲线同步和一致。

2. 仿真二道记录仪 上线记录腓肠肌收缩曲线，下线记录刺激标记。仿真记录仪面板设灵敏度、位移、纸速，面板设数字显示框，分别显示记录仪上线灵敏度、腓肠肌收缩力量、实验项目、实验时间。

3. 刺激器 打开电源开关后，刺激器面板上按钮和开关可调。“连续、单次”开关设置连续状态，刺激波“定时”连续发放，“频率”按钮，可调刺激频率，“连续、单次”开关设置单次状态，刺激器发放单个脉冲，“强度”按钮，可调刺激电压。按压“启动”按钮，刺激器根据设置的参数发出刺激脉冲刺激坐骨神经，程序调用相对应的实验数据，在仿真记录仪上显示腓肠肌收缩曲线、打标、标注实验内容，同时控制腓肠肌活动和换能器运动。

4. 测量按钮 按测量按钮，仿真记录仪显示所做实验项目的实验曲线，仿真记录仪面板按钮变为图标按钮，有放大、缩小、压缩、扩展、定位图标按钮，分别可使仿真记录仪内的实验曲线纵向放大或缩小，横向压缩或扩展，定位图标按钮可使所选记录曲线处的位置移到仿真记录仪左边框。

5. 测量状态 在测量状态下，鼠标器在仿真记录仪内移动，可对实验曲线进行测量，并从仿真记录仪的面板数字显示框“收缩力”和“Time”中读出腓肠肌收缩力量和收缩时间。拖动仿真记录仪面板上的滚动条，可使实验曲线左右滚动，显示前后实验滚动窗口内容和可操作控件均有提示(图 13-9)。

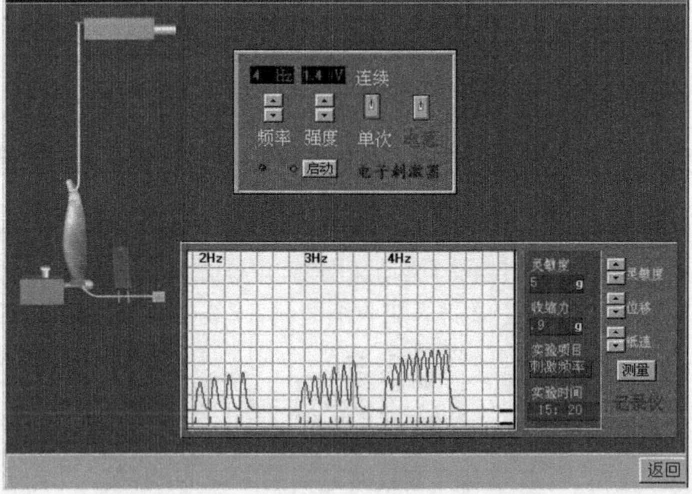

图 13-9 刺激强度、频率对骨骼肌收缩的影响

窗口提示栏右设置“返回”按钮，鼠标点击“返回”按钮，程序返回到模拟实验室窗口。

【实验观察步骤】

1. 观察刺激强度对肌肉收缩的影响 打开刺激器“电源”，频率设为 1 Hz，刺激方式为“单”刺激，刺激初强度为 0V，点击“启动”按钮，记录肌肉收缩曲线。从最小强度开始逐渐加大刺激强度（每次输出刺激后立即用鼠标左击刺激器强度栏的增幅按键和“启动”），观察肌肉有无收缩，找到刚刚引起肌肉收缩的最小刺激强度（阈刺激）。随着刺激强度增大（阈上刺激），肌肉收缩幅度逐渐增大，肌肉收缩幅度达到最高时的最小刺激即为最大刺激（最适强度）。

将仿真记录仪转为测量状态，用鼠标器对实验曲线进行测量，并从仿真记录仪的面板数字显示框“收缩力”中读出不同强度刺激引起的腓肠肌收缩力量，记录于实验报告。

2. 观察刺激频率对肌肉收缩的影响 将刺激方式设置“连续”；初频率为 1 Hz；刺激强度为 1.4V，点击“启动”按钮，观察肌肉收缩曲线。逐渐加快刺激频率（每次输出刺激后立即用鼠标左击刺激器频率栏的增幅按键和“启动”），观察收缩曲线的变化。注意引起单收缩、不完全强直收缩和完全强直收缩的相应刺激频率。

测量不同刺激频率引起的收缩力，填入实验报告（图 13-10）。

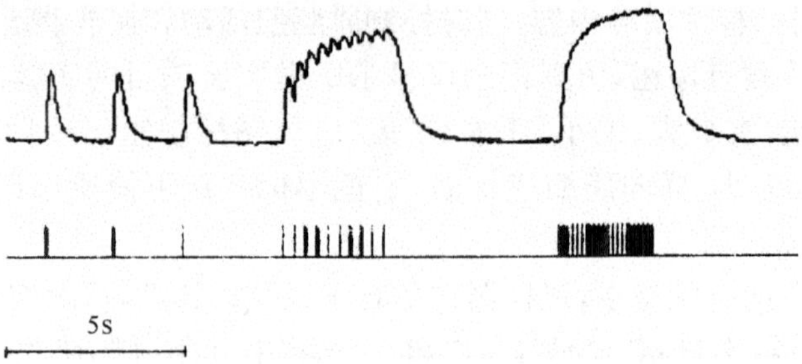

图 13-10 骨骼肌的单收缩与强直收缩

【讨论题】

（1）什么是阈强度与最适强度？

（2）增加刺激强度，肌肉收缩幅度会持续增加否？

（3）说明形成复合收缩和强直收缩的条件？其中强直收缩有何生理意义？

实验二 骨骼肌电兴奋与机械收缩模拟实验

1. 离体坐骨神经腓肠肌 腓肠肌上端用棉线与张力换能器相连，腓肠肌收缩频率和幅度用腓肠肌活动动画和换能器弹性悬臂梁动画展现，并与仿真记录仪记录的曲线同步和一致。

2. 仿真二道记录仪 上线记录腓肠肌收缩曲线，下线记骨骼肌肌电图标记。仿真记录仪面板设灵敏度、位移、纸速，面板设数字显示框，分别显示记录仪上线灵敏度、腓肠肌收缩力量、实验项目、实验时间。

3. 刺激器 打开电源开关后，刺激器面板上按钮和开关可调。“强度”按钮，不可调节刺激电压。“波间隔”按钮，可调双脉冲刺激波之间的时间间隔，按压“启动”按钮，刺激器根据设置的参数发出双刺激脉冲刺激坐骨神经，程序调用相对应的实验数据，在仿真记录仪上显示腓肠肌收缩曲线、打标、标注实验内容，同时控制腓肠肌活动和换能器运动。

4. 测量按钮　按测量按钮，仿真记录仪显示所做实验项目的实验曲线，仿真记录仪面板按钮变为图标按钮，有放大、缩小、压缩、扩展、定位图标按钮，分别可使仿真记录仪内的实验曲线纵向放大或缩小，横向压缩或扩展，定位图标按钮可使所选记录曲线处的位置移到仿真记录仪左边框。

5. 测量状态　在测量状态下，鼠标器在仿真记录仪内移动，可对实验曲线进行测量，并从仿真记录仪的面板数字显示框“收缩力”和“Time”中读出腓肠肌收缩力量和收缩时间。拖动仿真记录仪面板上的滚动条，可使实验曲线左右滚动，显示前后实验滚动窗口内容和可操作控件均有提示（图 13-11）。

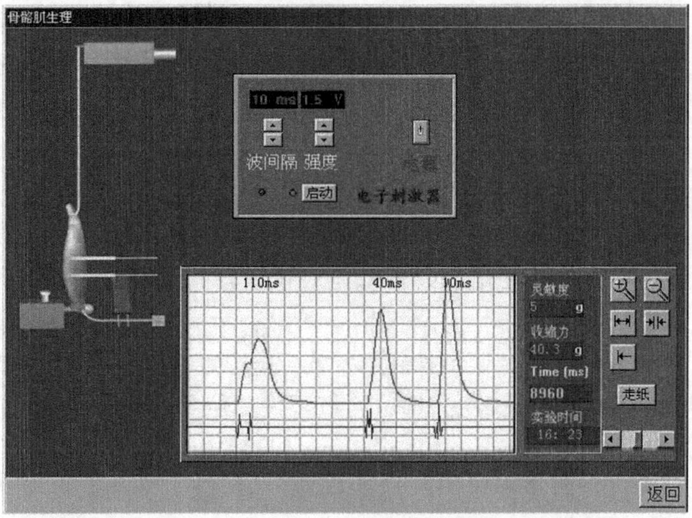

图 13-11　骨骼肌电兴奋与机械收缩模拟实验

窗口提示栏右设置“返回”按钮，鼠标点击“返回”按钮，程序返回到模拟实验室窗口。

实验三　神经干动作电位引导模拟实验

【目的和原理】

神经的动作电位是神经兴奋的客观标志。处于兴奋部位的膜外电位负于静息部位。当神经冲动通过后，该处的电位又恢复到静息水平。兴奋时发生的上述变化过程叫做动作电位。如果将两引导电极置于神经干表面，兴奋波先后通过两个引导电极处，可记录到两个方向相反的电位偏转波，称为双相动作电位。如果两个电极之间的神经组织有损伤，兴奋波只能通过第一个引导电极，不能传导至第二个引导电极，则只能记录到一个方向的电位偏转波，称为单向动作电位。单根神经纤维的动作电位是“全或无”的，而神经干是由粗细不等、兴奋性不同的神经纤维所组成的，故在神经干表面记录的动作电位为复合性动作电位。这种电位的幅度在一定范围内随刺激强度的增加而加大。

动作电位在神经纤维上的传导有一定的速度，可用电生理学方法进行测量。不同纤维的传导速度不同，与纤维的直径、有无髓鞘等因素有关。蛙类坐骨神经干中以 A 类纤维为主，传导速度大约在 35～40m/s。测定神经冲动在神经干上传导的距离(d)与通过这段距离所需的时间(t)，即可求出神经冲动的传导速度(V)，$V=d/t$。

当细胞受到刺激兴奋后，其本身的兴奋性会发生一系列的变化。这种变化时间短，先后经历绝对不应期、相对不应期、超长期和低常期，然后再恢复到正常的兴奋性水平。在绝对不应期内给予任何强大刺激，细胞也不发生兴奋。在相对不应期，给予阈上刺激，细胞可产生兴奋，但产生的动作电位幅度降低。

本实验的目的在于观察蟾蜍或蛙坐骨神经干动作电位的基本波形(包括双相或单相动作电位)，测定神经兴奋的传导速度和不应期，初步了解电生理学实验方法。

【模拟实验窗口介绍】

1. 神经干标本盒 内置左侧第一对为刺激电极，与刺激器“＋、－”输出相连；右侧两对引导电极与示波器输入相连，其中蓝色电极接示波器下线、红色电极接示波器下线；位于刺激电极和引导电极之间的是接地电极，与示波器接地相连。第一、二对引导电极间距为 $S=10$mm。

2. 神经干 置于标本盒内的电极上。

3. 镊子 用于损伤神经干标本。

4. 刺激器 设有可调的刺激电压、频率、延时按钮，并有数值显示；另设有“单次、双次”输出切换开关。

5. 示波器 设有“扫描速度”调节按钮，以“ms/cm”为单位显示；其下方分别是上、下线的“位移”、“灵敏度”可调按钮，灵敏度以“mV/cm”为单位显示。示波器的按钮调节同步控制屏幕上扫描线的改变。

6. 屏幕测量 当鼠标器箭头置于示波器屏幕上时，箭头变为两条垂直交叉的虚线，同时显示该交叉点时间和幅度的值，该值的零点分别是示波器屏幕的左边线和上边线。

窗口内容和可操作控件均有提示，窗口提示栏右设置“返回”按钮，鼠标点击“返回”按钮，程序返回到模拟实验室窗口(图 13-12)。

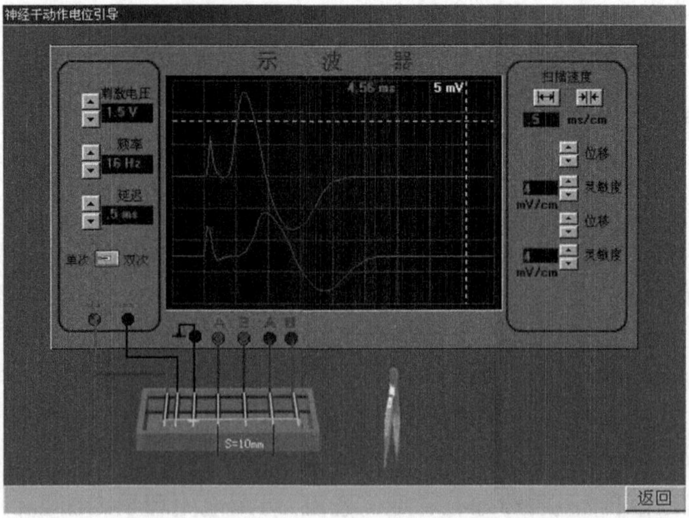

图 13-12 神经干动作电位引导模拟实验

【观察项目】

1. 观察神经干双向动作电位　将刺激频率度设为16Hz，延迟为1.0ms，强度为0.0V；逐渐加大刺激强度(每次输出刺激后鼠标左击刺激电压的增量按键)，观察动作电位幅度与刺激强度间的关系，直至动作电位最大为止。读出阈刺激和最大刺激值。

2. 神经兴奋传导速度的测定　用鼠标测定上下两个动作电位的起始点或峰顶的时间差(t_2-t_1)。由于两记录电极间的距离为10mm。可求出神经冲动的传导速度(V)，$V=d/(t_2-t_1)$。

3. 观察单相动作电位　用镊子将两个记录电极(A、B)之间的神经夹伤，观察单相动作电位。比较单相动作电位的上升时间与下降时间的长短，并分析与双相动作电位波的关系。

4. 测定神经兴奋的不应期　开启实验四、神经兴奋性和不应期测定。将示波器扫描速度设为1ms/cm或2ms/cm，刺激电压为1.5V，波间隔：15ms；延迟：0.5ms。逐渐减小刺激间隔(鼠标单击刺激器波间隔栏的减量按键)，观察随着刺激间隔逐渐缩短，观察动作电位2的幅度变化情况，直至动作电位2消失。此时，刺激1与刺激2的时间间隔即为绝对不应期的时程。

【结果】

(1) 报告引起双相动作电位的阈刺激和最大刺激。

(2) 报告神经传导速度。

(3) 报告神经兴奋的不应期。

【思考题】

(1) 什么叫刺激伪迹？应怎样鉴别？如何发生？

(2) 神经干动作电位的幅度在一定范围内随着刺激强度的变化而变化，这是否与神经纤维动作电位的“全或无”性质相矛盾？

(3) 双相动作电位的上、下两相的幅值为何不等？

实验四　蟾蜍心室期前收缩与代偿间歇模拟实验

【目的和原理】

本实验通过观察在心脏活动的不同时期给予刺激，以观察心肌兴奋性阶段性变化的特征。学习蛙在体心脏舒缩活动和心电图记录方法和技术。

心肌每兴奋一次，其兴奋性就发生一次周期性的变化。心肌兴奋性的特点在于其有效不应期特别长，约相当于整个收缩期和舒张早期。因此，在心脏的收缩期和舒张早期内，任何刺激均不能引起心肌兴奋而收缩，但在舒张早期以后，给予一次较强的阈上刺激就可以在正常节律性兴奋到达以前，产生一次提前出现的兴奋和收缩，称之为期前兴奋和期前收缩。同理，期前兴奋亦有不应期，因此，如果下一次正常的窦性节律性兴奋到达时正好落在期前兴奋的有效不应期内，便不能引起心肌兴奋和收缩，这样在期前收缩之后就会出现一个较长的舒张期，这就是代偿间歇。

【模拟实验窗口介绍】

1. 记录蟾蜍心脏收缩曲线 如图将蟾蜍心尖用蛙心夹夹住，蛙心夹所系棉线与张力换能器相连，蟾蜍心脏收缩通过换能器输入记录仪，仿真记录仪记录蟾蜍心脏收舒缩曲线。

2. 仿真三道记录仪 第一道记录心脏收缩曲线，第二道记录蟾蜍标准二导联ECG，第三道记录刺激标记。仿真记录仪面板设纸速按钮，面板设数字显示框，分别显示第一道灵敏度、心脏收缩力量、心率、实验时间。

3. 刺激器 打开电源开关后，按压“刺激”按钮，刺激器发出刺激脉冲刺激蟾蜍心室。

4. 返回 鼠标点击“返回”按钮，程序返回到模拟实验窗口(图 13-13)。

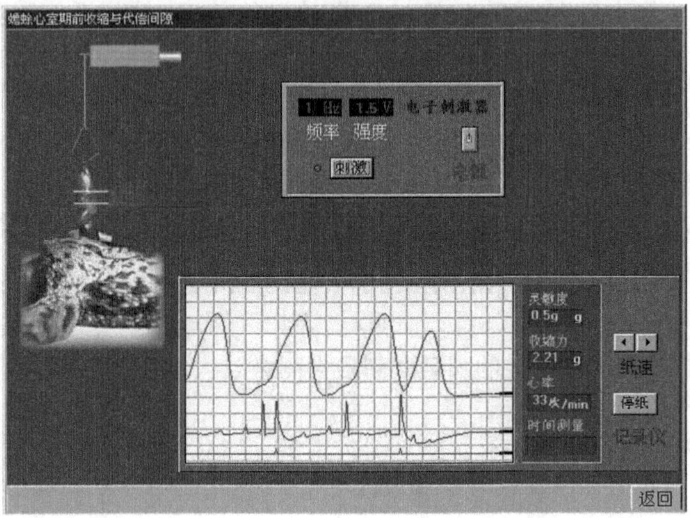

图 13-13　蟾蜍心室期前收缩与代偿间歇模拟实验

【观察项目】

(1) 描记正常蛙心的搏动曲线，分清曲线的收缩相和舒张相。

(2) 分别在心室收缩期和舒张早期刺激心室，观察能否引起期前收缩。

(3) 刺激如能引起期前收缩，观察其后是否出现代偿间歇。

【思考题】

(1) 分析期前收缩和代偿间歇产生的原因。

(2) 本实验结果与骨骼肌的实验结果进行比较，表明心肌有什么特性？有什么意义？

(3) 在什么情况下期前收缩之后，可以不出现代偿间歇？

(4) 试设计实验，验证心肌不应期长的特性。

(5) 试设计实验，观察刺激强度、刺激时间对期前收缩幅度的影响。

实验五　离体蛙心灌流模拟实验

【目的和原理】

学习离体蛙心的灌流方法，心脏具有自动节律性。离体心脏用理化性质近似于血浆的生理溶液(任氏液)进行灌流,以保持其新陈代谢顺利进行,这种节律性可维持较长时间。

心脏正常节律性活动有赖于内环境理化因素的相对稳定,所以改变灌流液成分,则可引起心脏活动的改变。

【模拟实验窗口介绍】

1. 蛙心插管　蛙心插管内为任氏液,下端左侧为放水管,正下方是离体蟾蜍心脏,其心室尖部用蛙心夹夹住,蛙心夹上棉线与张力换能器相连。蛙心插管上方滴头处为加药、冲洗之处。

2. 离体蛙心　蛙心活动频率和幅度用动画展现,并与仿真记录仪记录的曲线同步和一致。

3. 仿真二道记录仪　上线记录离体蛙心收缩曲线,下线记录实验项目标记。仿真记录仪面板设灵敏度、位移、纸速、停纸按钮,面板设数字显示框,分别显示记录仪上线灵敏度、心肌收缩力量、实验项目、实验时间。

4. 试剂架　试剂架上放置试剂滴瓶,心得安、1% KCl 溶液、1∶100 000 乙酰胆碱溶液、0.65% NaCl 溶液、1∶100 000 肾上腺素溶液、2% $CaCl_2$ 溶液、任氏液,滴头可拖动,鼠标器左键点击某一药品或试剂瓶的滴头并拖动至蛙心插管上方滴头处释放,程序调用相对应的实验数据,在仿真记录仪上显示曲线数据、打标、标注实验内容,同时控制心肌活动。

窗口内容和可操作控件均有提示,窗口提示栏右设置"返回"按钮,鼠标点击"返回"按钮,程序返回到模拟实验室窗口(图 13-14)。

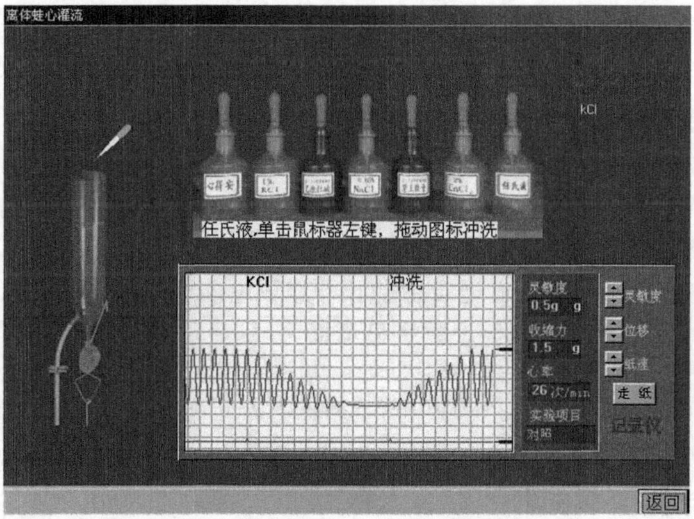

图 13-14　离体蛙心灌流模拟实验

【观察项目】

(1) 描记正常的蛙心搏动曲线,注意观察心跳频率、强度及心室的收缩和舒张程度。

(2) 把蛙心插管内的任氏液全部更换为 0.65% NaCl 溶液,观察心跳变化。

(3) 用任氏液换洗,待曲线恢复正常时,再在任氏液内滴加 2% $CaCl_2$ 溶液 1～2 滴,观察心跳变化。

(4) 用任氏液换洗,待曲线恢复正常后,在任氏液中加 1% KCl 溶液 1～2 滴,观察心跳变化。

(5) 用任氏液换洗,待曲线恢复正常后,再在任氏液中加 1∶10 000 的肾上腺素溶液 1～2 滴,观察心跳变化。

(6) 用任氏液换洗,待曲线恢复正常后,再在任氏液中加 1∶10 000 的乙酰胆碱溶液 1～2 滴,观察心跳变化。

【思考题】

(1) 在任氏液中加入不同试剂灌注蛙心时,心搏曲线分别发生什么变化,为什么?

(2) 分析低钾和高钾对心脏活动的影响及其机制。

(3) 试设计实验,明确某种药物对心房肌收缩和节律的影响。

实验六　主动脉神经放电模拟实验

【目的和原理】

了解神经放电的引导方法和技术,观察正常时的主动脉神经放电与 ECG 的关系及主动脉神经放电波形的特征。

主动脉神经为主动脉弓血管壁上压力感受器的传入纤维。在一个心动周期中,心脏的射血,动脉血压升高,刺激主动脉弓压力感受器,引起主动脉神经传入冲动增加,射血停止后,血压逐渐降低,主动脉神经传入冲动逐渐减少。因此,主动脉神经的传入冲动随动脉血压的升降而形成周期性的变化。多数哺乳动物的减压神经在颈部混入迷走神经,在家兔,主动脉神经自成一束,因此可用来观察动脉血压变化对主动脉神经冲动发放的影响。

【模拟实验窗口介绍】

1. 家兔　家兔颈部主动脉神经悬挂于引导电极上。

2. 手术刀　鼠标点击手术刀并拖动至家兔颈部释放,启动神经悬挂于引导电极录像,录像结束,记录仪描记动神经放电和 ECG。

3. 仿真二道记录仪　第一道记录主动脉神经放电曲线,第二道记录 ECG。仿真记录仪面板设灵敏度、位移、纸速,面板设数字显示框,分别显示记录仪第一道灵敏度、电压、时间、实验项目。

4. 注射器　鼠标器点击注射器极拖动至家兔耳部上方释放,向输入框输入药品剂量,点击确定,药品从家兔耳缘静脉注入。神经放电曲线因药物作用而发生变化,药品剂量 1∶10 000去甲肾上腺素 0.3ml。

5. 测量按钮　按测量按钮,仿真记录仪显示所做实验项目的实验曲线,仿真记录仪面板按钮变为图标按钮,有放大、缩小、压缩、扩展、定位图标按钮,分别可使仿真记录仪内的实验曲线纵向放大或缩小,横向压缩或扩展,定位图标按钮可使所选记录曲线处的位置移到仿真记录仪左边框。

6. 测量状态　在测量状态下,鼠标器在仿真记录仪内移动,可对实验曲线进行测量,并从仿真记录仪的面板数字显示框“收缩力”和“Time”中读出神经放电、ECG 的电压值和心动周期时间。在曲线上点击,可测量相对值。拖动仿真记录仪面板上的滚动条,可使实验曲线左右滚动，显示前后实验滚动。

窗口内容和可操作控件均有提示。窗口提示栏右设置“返回”按钮，鼠标点击“返回”按钮，程序返回到模拟实验室窗口(图 13-15)。

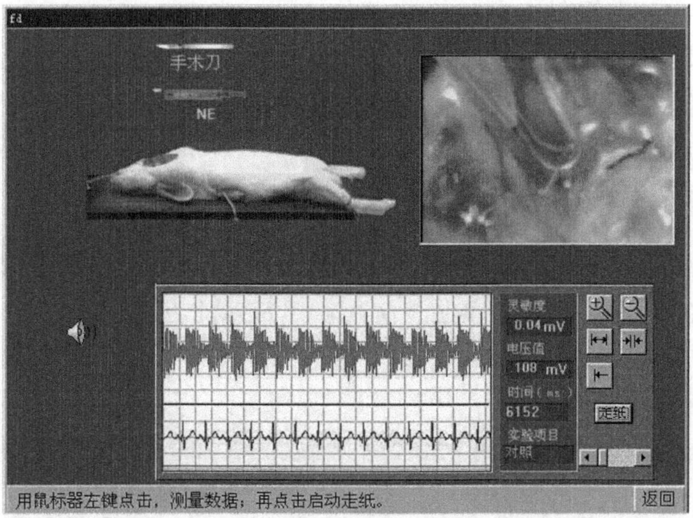

图 13-15 主动脉神经放电模拟实验

【观察项目】

(1) 观察正常时的主动脉神经放电与 ECG 的关系及主动脉神经放电波形的特征。

(2) 静脉注射 1∶10 000 去甲肾上腺素溶液 0.3ml，观察主动脉神经放电变化。

【思考题】

(1) 分析主动脉神经放电与 ECG 的时序关系，并讨论主动脉神经放电波形的特征的形成机制。

(2) 静脉注射 1∶10 000 去甲肾上腺素溶液 0.3ml，主动脉神经放电发生什么变化，为什么?

实验七 人体心电图模拟实验

【目的和原理】

本实验目的是初步学习人体心电图的描记方法，辨认正常心电图波形并了解其生理意义，学习心电波形的测量和分析方法。

在正常人体内，心脏在收缩之前，首先发生电位变化，心电变化由心脏的起搏点—窦房结开始，按一定途径和时程，依次传向心房和心室，引起整个心脏的兴奋。因此，每一心动周期中，心脏各部分兴奋过程中的电变化及其时间顺序、方向和途径等，都有一定规律。心脏犹如一个悬浮于容积导体中的发电机，其综合电位变化可通过体内导电组织和体液—容积导体传导到全身，在体表出现有规律的电变化。将体表电极放置在人体表面的一定部位可记录到的心脏电变化曲线，称心电图，心电图是心脏兴奋的产生、传导和恢复过程中的生物电变化的反映，与心脏的机械收缩活动无直接关系。心电图对心起搏点的分析、传导功能的判断以及心律失常、房室肥大、心肌损伤的诊断具有重要价值。正常人心电图包括 P、QRS、T 三个波形，以及相关的时程（包括间期和段）。P 波表示心房去极化，QRS 波群表示心室去极化，T 波表示心室复极化。

【模拟实验窗口介绍】

仿真心电图仪面板设灵敏度、纸速、导联按钮。鼠标器左键点击导联“◀”或“▶”可选择不同的导联记录心电图，菜单“异常心电图”提供多种异常心电图的动态显示。

按测量按钮，仿真心电图仪显示所记录的心电图波形，进入测量状态，在测量状态下，鼠标器在仿真心电图仪内移动，可对心电图进行测量，并从面板数字显示框“电压”和“时程”中读出 ECG 的电压值和心电图的各期时间。在曲线上点击，可测量相对值。拖动仿真心电图仪面板上的滚动条，可使记录曲线左右滚动，显示前后记录情况。

窗口内容和可操作控件均有提示。窗口提示栏右设置“返回”按钮，鼠标点击“返回”按钮，程序返回到模拟实验窗口（图 13-16）。

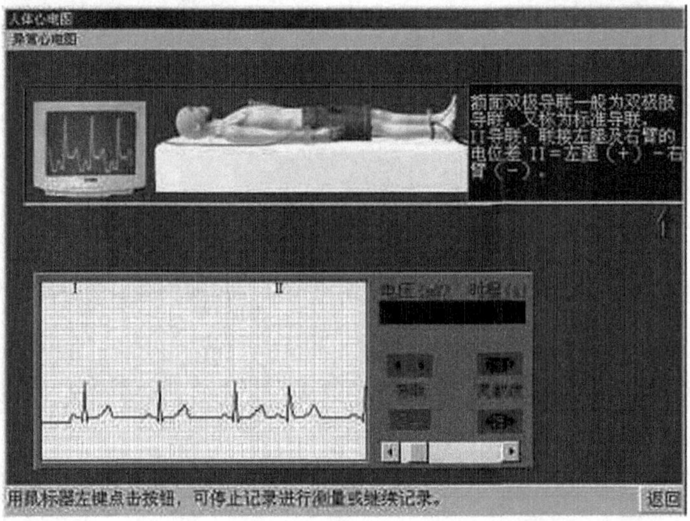

图 13-16　人体心电图模拟实验

【观察项目】

（1）记录Ⅰ、Ⅱ、Ⅲ、aVR、aVL、aVF、V_1、V_2、V_3、V_4、V_5、V_6 导联心电图。

（2）观察异常心电图。

【思考题】

（1）判定所记录的心电图是否是窦性心律、心律是否规则整齐及有无期前收缩或异位节律。

（2）临床上常用的心电学检查有哪些，有何意义？

实验八　家兔动脉血压的神经和体液调节模拟实验

【目的和原理】

心血管活动是在神经体液因素调节下进行的。各种内外感受器的传入信息经过心血管中枢的整合处理，通过调制交感和副交感神经的紧张性活动，而改变心输出量和外周阻力，使动脉血压得到调节。心交感神经兴奋时，其末梢释放去甲肾上腺素，作用于心肌细胞膜上的β受体，通过正性变力、变时和变传导作用，使心输出量增加；支配心脏的迷走神经兴奋时，其末梢释放乙酰胆碱，激活心肌细胞膜上的M受体，通过负性变力、变时和变传导作用，使心输出量减少。支配血管的交感缩血管神经兴奋时，通过末梢释放去甲肾上腺素，主要激活皮肤和内脏血管平滑肌细胞膜上的α受体，使平滑肌收缩，血管口径变小，外周阻力加大。

肾上腺髓质释放的肾上腺素和去甲肾上腺素是调节心血管活动的两种主要体液因素。肾上腺素对α和β受体都有激活作用，可使心跳加快加强，心输出量增加；它对血管的作用要看作用的血管壁上哪一种受体占优势。一般来说，在整体条件下，小剂量肾上腺素主要引起体内血液重新分配，对外周阻力影响不大。但大剂量的肾上腺素也可引起外周阻力升高。去甲肾上腺素主要激活α受体，引起外周阻力增高而升高血压。

本实验采用家兔颈动脉插管法，直接测量血压，观察某些神经与体液因素对心脏与血管活动的调节作用。

【模拟实验窗口介绍】

1. 家兔　家兔颈部动脉插管用三通压力换能器和水银检压计相连，水银检压指示动脉血压，家兔呼吸运动用腹部动画展现，并与仿真记录仪记录的血压曲线二级波同步。

2. 手术刀　鼠标点击手术刀并拖动至家兔颈部释放，启动动脉插管录像，动脉插管录像结束，记录仪描记动脉血压曲线。鼠标点击手术刀并拖动至家兔颈部手术放大图的神经上方释放，切断神经。

3. 仿真三道记录仪　第一道记录动脉血压曲线，第二道记录心率，第三道记录实验项目标记。仿真记录仪面板设灵敏度、位移、纸速，面板设数字显示框，分别显示记录仪第一道灵敏度、动脉血压、心率、实验项目。

4. 刺激器　打开电源开关后，鼠标器点击刺激电极拖动至家兔颈部手术放大图的神经上方释放，释放位置不同、可分别产生刺激迷走神经中枢端、迷走神经末梢端、主动脉神经中枢端、主动脉神经末梢端引起的动脉血压变化(图 13-17)。

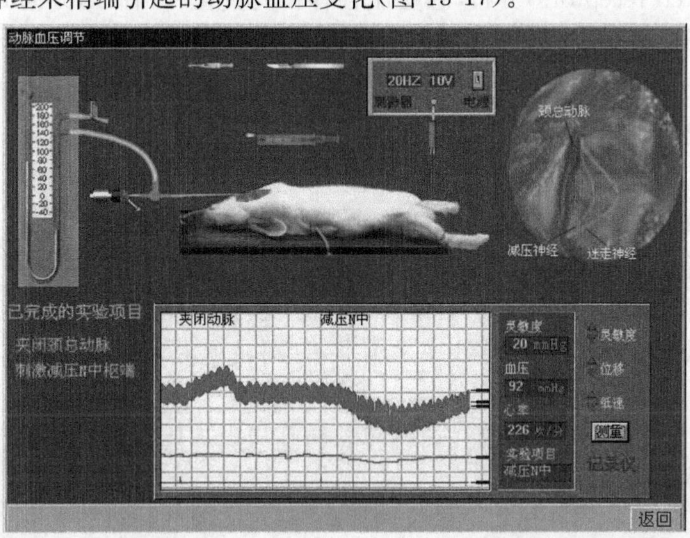

图 13-17　家兔动脉血压的神经和体液调节模拟实验

【观察项目】

1. 家兔颈动脉插管测量血压 鼠标点击手术刀并拖动至家兔颈部释放，启动动脉插管录像，动脉插管录像结束，记录仪描记动脉血压曲线。

2. 夹闭颈总动脉 用动脉夹夹闭颈总动脉，观察血压有何变化。

3. 刺激减压神经和迷走神经 鼠标点击手术刀并拖动至家兔颈部手术放大图的神经上方释放，切断神经。打开电源开关，鼠标器点击刺激电极拖动至家兔颈部手术放大图的神经上方释放，分别刺激迷走神经中枢端、迷走神经末梢端、减压神经中枢端、减压神经末梢端，观察动脉血压的变化。

4. 静脉注射去甲肾上腺素 鼠标器点击注射器极拖动至家兔耳部上方释放，向输入框输入药品剂量(1∶10 000 去甲肾上腺素溶液 0.3ml)，点击确定，药品从家兔耳缘静脉注入。动脉血压因药物作用而发生变化；其他药物的注射操作方法与此相同。

【结果】

测量各项实验前后的血压变化，写入实验报告。

【思考题】

(1) 如何证明主动脉神经是传入神经？

(2) 若刺激右侧迷走神经，血压变化的幅度是否一样？

实验九 颈动脉窦压力感受性反射模拟实验

【目的和原理】

本实验用家兔做灌流颈动脉窦的实验，人为地改变灌流液的压力，观察颈动脉在调节血压中的作用。

有关心血管系统的反射种类很多，其中以颈动脉窦-主动脉弓减压反射(sinoaortic depressor reflex)为最重要。颈动脉窦和主动脉弓的血管壁内有大量的压力感受器(牵张感受器 pressure，stretch receptors)分布，感受血管容积的变化。当血压升高时，刺激这些感受器。使其向心血管中枢发放的冲动增加，通过复杂的反射性调节，使血压下降。这种反射活动在正常血压范围内感受性最灵敏，对稳定血压有重要调节作用。

【模拟实验窗口介绍】

1. 家兔 家兔颈部动脉插管用三通与压力换能器和水银检压计相连，水银检压指示颈动脉窦灌流压，家兔股动脉插管用三通与压力换能器和水银检压计相连，水银检压指示动脉压，家兔呼吸运动用期腹部动画展现。

2. 仿真三道记录仪 红笔记录动脉血压曲线，蓝笔记录颈动脉窦灌流压。仿真记录仪面板设灵敏度、位移、纸速，面板设数字显示框，分别显示记录仪红笔灵敏度、动脉血压、心率、灌流压。

鼠标器左键点击并压住注射器活塞，向颈动脉窦极加压，鼠标器右键点击并压住注射器活塞，给颈动脉窦减压。

在测量状态下，鼠标器在仿真记录仪内移动，可对实验曲线进行测量，并从仿真记录仪的面板数字显示框“血压”和“Time”中读出血压、时间(图 13-18)。

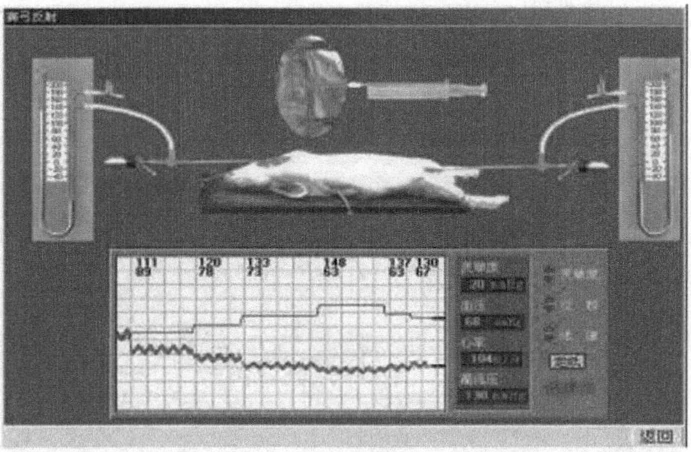

图 13-18　颈动脉窦压力感受性反射模拟实验

【观察项目】

给颈动脉窦加压和减压,观察颈动脉窦内压力改变引起的动脉血压的变化。

【思考题】

(1) 动脉血压是如何保持相对稳定的?

(2) 试述降压反射的过程与生理意义。

实验十　呼吸运动调节模拟实验

【目的和原理】

正常情况下的节律性呼吸运动以及在各种生理状态下呼吸运动所发生的适应性改变都有赖于神经机制的调节作用。延髓呼吸中枢在正常呼吸运动调节中发挥重要作用,是调节节律性呼吸运动的基本中枢所在地。而来自呼吸道和肺部本身的刺激、呼吸肌本体感受性刺激以及血液中化学成分改变的刺激所引起的反射活动,是实现正常节律性呼吸的重要保证。本实验的目的在于学习呼吸运动的记录方法,观察神经及体液因素对呼吸运动的影响,验证呼吸运动的调节机制。

【实验对象】

家兔。

【模拟实验窗口介绍】

1. 家兔　家兔颈部气管插管,一通气口用胶管连接呼吸换能器,家兔呼吸运动用腹部动画展现,并与仿真记录仪记录的呼吸曲线同步。

2. 手术刀　鼠标点击手术刀并拖动至家兔颈部释放,启动气管插管录像,录像结束,记录仪描记家兔气道压力变化曲线。

3. 仿真二道记录仪　第一道记录家兔气道压力变化曲线,第二道记录实验项目标记。

仿真记录仪面板设灵敏度、位移、纸速，面板设数字显示框，分别显示记录仪第一道灵敏度、气道压力、呼吸频率、实验项目。

4. 注射器 鼠标器点击注射器极拖动至家兔耳部上方释放，向输入框输入药品剂量，点击确定，药品从家兔耳缘静脉注入。呼吸运动因药物作用而发生变化，药品剂量3%乳酸2ml CO_2气球、N_2气球、胶管拖动至气管插管开口处释放，呼吸运动发生变化(图13-19)。

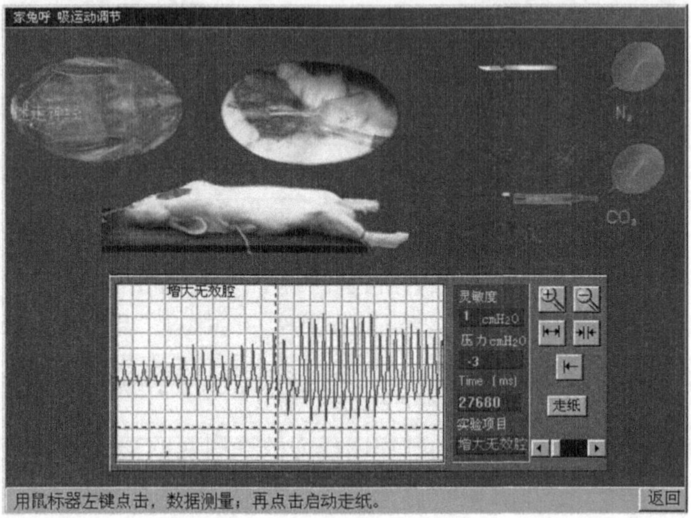

图13-19 呼吸运动调节模拟实验

【观察项目】

1. 分辨呼吸曲线 描记正常呼吸曲线，分辨出呼吸曲线中吸气波、呼气波。

2. 增加 CO_2 浓度对呼吸运动的影响 用鼠标器将 CO_2 气球拖动至气管插管开口处释放，观察呼吸运动发生的变化。读出呼吸频率。

3. 缺 O_2 对呼吸运动的影响 用鼠标器将 N_2 气球拖动至气管插管开口处释放，呼吸运动发生变化。读出呼吸频率。

4. 增大无效腔对呼吸运动的影响 用鼠标器将胶管拖动至气管插管开口处释放，观察呼吸运动发生的变化。读出呼吸频率。

5. 3%乳酸对呼吸运动的影响 鼠标器点击注射器极拖动至家兔耳部上方释放，向输入框输入药品剂量(3%乳酸2ml)，点击确定，药品从家兔耳缘静脉注入。观察呼吸运动及呼吸曲线的变化。读出呼吸频率。

6. 迷走神经在呼吸运动中的作用 鼠标点击手术刀并拖动至家兔颈部神经解剖图的神经上方释放，先后切断二侧迷走神经，观察呼吸运动的变化。读出呼吸频率。

【结果】

列表报告呼吸运动的变化。注意模拟实验中要随时观察呼吸频率的变化并填入表内。呼吸运动幅度的变化可在实验结束后用鼠标测量。

【思考题】

(1) 比较分别吸入 CO_2，纯 N_2 和注射乳酸溶液，家兔呼吸运动的频率和幅度变化的差异，分别说明它们各通过何种途径发挥作用。

(2) 对照实验结果，讨论切断迷走神经后家兔呼吸运动发生变化的机制。

实验十一　酸碱平衡调节模拟实验

【目的和原理】

观察影响呼吸运动及血气酸碱度变化的因素，了解动物酸中毒模型建立和纠正酸中毒方法。

呼吸运动是呼吸中枢节律性活动的反映。在不同生理状态下，呼吸运动所发生的适应性变化有赖于神经系统的反射性调节，其中较为重要的有呼吸中枢、肺牵张反射以及外周化学感受器的反射性调节。因此，体内外各种刺激可以直接作用于中枢部位或通过不同的感受器反射性地影响呼吸运动。

代谢性酸中毒的特征是血浆 HCO_3^- 浓度原发性减少。本实验通过静脉注射 NaH_2PO_4 增加细胞外液 H^+ 浓度，消耗 HCO_3^- 并使血浆 HCO_3^- 浓度降低，复制家兔代谢性酸中毒模型。

代谢性酸中毒动物呼吸加深加快，是由血液内[H^+]浓度增加，刺激颈动脉体和主动脉体外周化学感受器及延髓中枢化学感受器，反射性地兴奋延髓呼吸中枢所致。呼吸加深加快，肺泡通气量增加，CO_2 排出增多，血液 H_2CO_3 浓度随之下降，恢复[$NaHCO_3$]/[H_2CO_3]的正常比值。这种代偿调节作用可在数分钟内发生，并很快达到高峰，但一般不容易获得完全代偿。

代谢性酸中毒，血浆 HCO_3^- 浓度原发性减少，血气分析时可测得反映代谢因素的指标AB、SB、BB 降低，BE5 负值增大，同时由于呼吸代偿活动，可使 $PaCO_2$ 降低，AB<SB。

代谢性酸中毒动物血浆碳酸氢盐减少，碳酸氢钠可作为首选补碱药物，直接由静脉输入，使细胞外液的[$NaHCO_3$]/[H_2CO_3]比值恢复正常。

呼吸性酸中毒是由肺通气功能障碍引起的，其特征是体内 CO_2 潴留、血浆 H_2CO_3 浓度原发性增高。用减少动物肺通气的方法可复制呼吸性酸中毒。

呼吸性酸中毒时，呼吸系统往往不能发挥代偿调节作用，[$NaHCO_3$]/[H_2CO_3]缓冲不起作用，细胞外液的缓冲作用也很有限，不可能收到明显的调节效果。血气分析中可见反映呼吸因素的指标明显 $PaCO_2$、AB 明显增大。

【模拟实验窗口介绍】

1. 家兔　家兔颈部气管插管，一通气口用胶管连接呼吸换能器，家兔呼吸运动用期腹部动画展现，并与仿真记录仪记录的呼吸曲线同步。

2. 仿真二道记录仪　第一道记录家兔气道压力变化曲线，第二道记录实验项目标记。仿真记录仪面板设灵敏度、位移、纸速，面板设数字显示框，分别显示记录仪第一道灵敏度、气道压力、呼吸频率、实验项目。

3. 血气分析仪　按一点定标、按一点定标按钮，校正血气分析仪。

4. 采血注射器　鼠标器点击采血注射器极拖动至家兔颈部，出现颈动脉图像，鼠标器点击采血注射器极拖动至颈动脉图像颈动脉上释放鼠标器，点击采血注射器活塞采血，提示出现，点击确定，点击血气分析仪下方的血样注射器，再点击血气分析仪测量按钮进行血气分析。

5. 药品注射器 鼠标器点击药品注射器拖动至家兔耳部上方释放，向输入框输入药品剂量，点击确定，药品从家兔耳缘静脉注入。呼吸运动因药物作用而发生变化，药品剂量可点击“帮助”菜单，根据提示计算药品剂量。

窗口内容和可操作控件均有提示。窗口提示栏右设置“返回”按钮，鼠标点击“返回”按钮，程序返回到模拟实验室窗口。

6. 实验曲线的测量 实验结果在实验报告窗口，在模拟实验室窗口内，鼠标点击记录仪下的记录纸，进入实验报告窗口(图 13-20)。

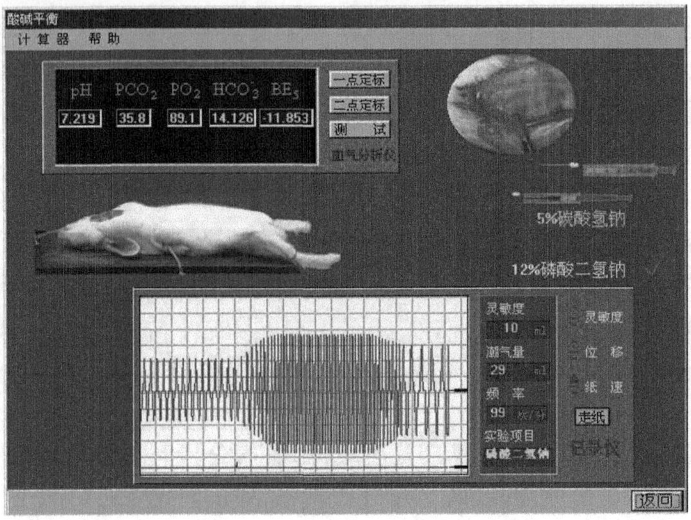

图 13-20 酸碱平衡调节模拟实验

【观察项目】

(1) 记录正常呼吸曲线，并采血测定 pH、$PaCO_2$、[HCO_3^-]和 BE_5。

(2) 按家兔体重耳缘静脉注入 120g/L、NaH_2PO_4 5ml/kg，观察并记录呼吸变化。输完后 10min，由颈动脉取血测定 pH、$PaCO_2$、[HCO_3^-]和 BE_5。

(3) 按补碱公式 x(ml)=[ΔBE]×体重(kg)/2，计算注射 50g/L 的 $NaHCO_3$ 剂量，从耳缘静脉注射纠正。

(4) 由耳缘静脉注入碳酸氢钠后 10min 再从颈总动脉取血测定 pH、$PaCO_2$、[HCO_3^-]和 BE_5。并观察呼吸变化。

【思考题】

分析和探讨各处理因素对呼吸运动、血液酸碱度的影响及机制。

实验十二 离体肠肌运动模拟实验

【目的和原理】

本实验的目的是观察温度、[H^+]、乙酰胆碱和肾上腺素对离体家兔肠肌活动影响。

消化道平滑肌与骨骼肌、心肌一样，具有肌肉组织共有的特性如兴奋性、传导性、收缩性，但是，表现出与骨骼肌、心肌所不同的特点，既兴奋性低、收缩缓慢、富有伸展性、具有紧张性、自动节律性、对化学、温度和机械牵张刺激较敏感等。

为观察哺乳动物消化道平滑肌(smooth muscle)的特性，必须给予离体肠肌以接近于在体情况的适宜环境。本实验以台氏液作灌流液。其离子成分和 pH 与哺乳动物的体液相似。在整个实验过程中，灌流液的温度恒定在 38℃左右，并持续给灌流液供 O_2。

【模拟实验窗口介绍】

1. 麦氏浴槽　鼠标点击麦氏浴槽放水口连接胶管上的螺丝夹，可使麦氏浴槽内的台氏液流出，麦氏浴槽进水口连接胶管上的螺丝夹打开，正常台氏液流入放麦氏浴槽内，达到冲洗、换液功能。

2. 离体肠肌　离体肠肌上端用棉线与张力换能器相连，肠肌活动频率和幅度用离体肠肌运动的动画和换能器弹性悬臂梁动画展现，并与仿真记录仪记录的曲线同步和一致。

3. 仿真二道记录仪　上线记录离体肠肌收缩曲线，下线记录实验项目标记。仿真记录仪面板设灵敏度、位移、纸速、停纸按钮，面板设数字显示框，分别显示记录仪上线灵敏度、肠肌收缩力量、实验项目、实验时间。

4. 试剂架　试剂架上放置试剂滴瓶，1mol/L NaOH 溶液、1∶100 000 乙酰胆碱溶液、25℃台氏液、1∶100 000 肾上腺素溶液、1mol/L 盐酸溶液，滴头可拖动，鼠标器左键点击某一药品或试剂瓶的滴头并拖动至麦氏浴槽上方释放，程序调用相对应的实验数据，在仿真记录仪上显示数据、打标、标注实验内容，同时控制肠肌活动和换能器运动。窗口内容和可操作控件均有提示，窗口提示栏右设置“返回”按钮，鼠标点击“返回”按钮，程序返回到模拟实验室窗口(图 13-21)。

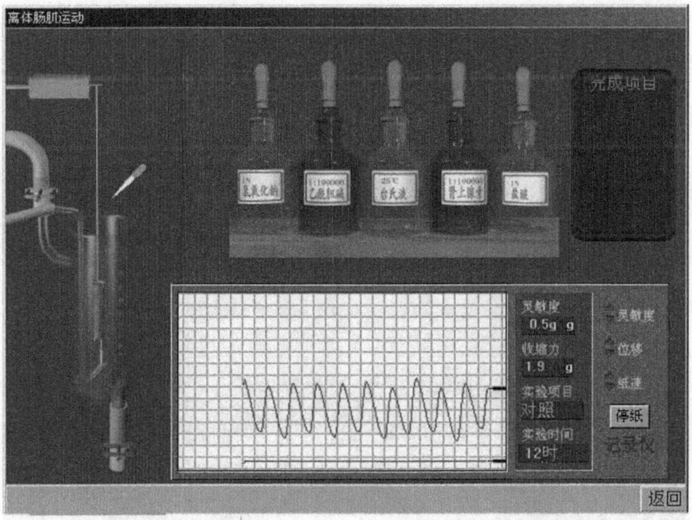

图 13-21　离体肠肌运动模拟实验

【观察项目】

(1) 滴加 HCl,观察并记录其收缩幅度,反应稳定后换液冲洗。

(2) 滴加 NaOH,记录其收缩幅度,待曲线恢复至基线或基本稳定后换液冲洗。

(3) 用 25℃的台氏液灌流肠肌,观察并记录其收缩幅度,待恢复正常。

(4) 加入肾上腺素溶液后,观察其反应。换液冲洗。

(5) 加入乙酰胆碱溶液,观察其反应,记录反应结果。

【思考题】

分析和探讨各处理因素对肠肌张力的影响及机制。

实验十三　尿生成的影响因素模拟实验

【目的和原理】

尿生成过程包括肾小球滤过,肾小管和集合管的重吸收与分泌三个环节。凡影响上述过程的因素都可以影响尿液的生成。本实验的目的是观察影响尿生成的若干因素,并分析其作用机制。

【模拟实验窗口介绍】

1. 家兔　家兔颈部动脉插管用三通压力换能器和水银检压计相连,水银检压指示动脉血压,家兔呼吸运动用期腹部动画展现,并与仿真记录仪记录的血压曲线二级波同步。

2. 仿真三道记录仪　第一道记录动脉血压曲线,第二道记录尿量,第三道记录实验项目标记。仿真记录仪面板设灵敏度、位移、纸速,面板设数字显示框,分别显示记录仪第一道灵敏度、动脉血压、尿量、实验项目。

3. 注射器　鼠标器点击注射器极拖动至家兔耳部上方释放,向输入框输入药品剂量,点击确定,药品从家兔耳缘静脉注入。动脉血压和尿量根据静脉注射的药品不同发生变化(图 13-22,表 13-1)。

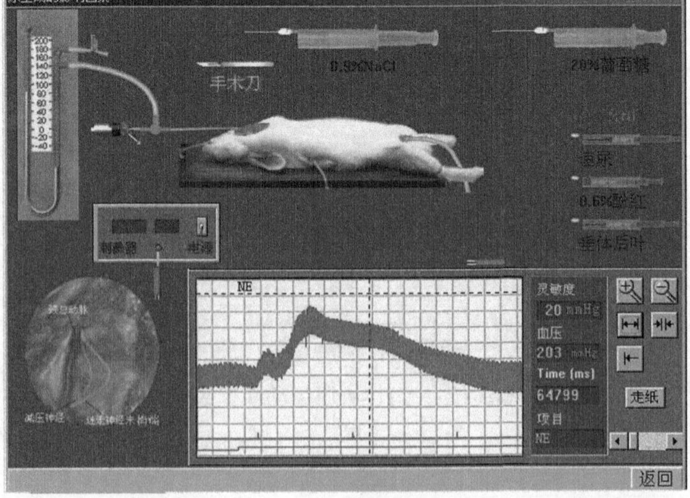

图 13-22　尿生成的影响因素模拟实验

表 13-1 静脉注射的药品及剂量

序号	浓度	药品	给药方式	剂量
(1)	1∶10 000	去甲肾上腺素	静脉注射	0.5ml
(2)	0.9%	NaCl	静脉注射	20ml
(3)	20%	葡萄糖	静脉注射	5ml
(4)	0.6%	酚红	静脉注射	0.5ml
(5)		速尿	静脉注射	5mg/kg
(6)		垂体后叶素	静脉注射	2U

【观察项目】

(1) 鼠标点击手术刀并拖动至家兔颈部释放,启动动脉插管和膀胱插管录像,尿量开始记录。记录正常尿量(滴/分)。

(2) 静脉注射生理盐水 20ml,观察尿量有何变化。

(3) 打开刺激器电源开关后,鼠标器点击刺激电极拖动至家兔颈部手术放大图的神经上方释放,刺激迷走神经,观察尿量有何变化。

(4) 静脉注射 1∶10 000 去甲肾上腺素 0.5ml,观察尿量有何变化?

(5) 静脉注射 20%葡萄糖溶液 5ml,观察尿量的变化。

(6) 静脉注射 0.6%酚红溶液 0.5ml,计算从注射酚红起到尿中排出酚红所需要的时间。

(7) 静脉注射垂体后叶素 2U,观察尿量有何变化?

(8) 静脉注射速尿,剂量为每公斤体重 5mg,观察尿量变化。

【结果】

列表记录各项实验中尿量和血压的变化,并分析出现这些现象的机制。(注意应在每项实验中随时读出尿量变化值)。

【思考题】

(1) 尿生成的影响因素有哪些? 试述其详细机制。

(2) 兔静脉注射 20%葡萄糖溶液 5mi 为什么会引起利尿? 试以理论计算与实验结果证明动物出现糖尿。

(3) 试设计一个实验,观察某种药物对尿液生成量和尿液成分的影响。

(徐 涛)

参考文献

崔淑芳. 1999. 实验动物学. 第 3 版. 上海:上海第二军医大学出版社.

高兴亚,汪晖,戚晓红.等. 2004. 机能实验学. 北京:科学出版社.

胡建华等. 2009. 实验动物学教程(精). 上海:上海科学技术出版社.

贾月霞. 2007. 医学机能学实验教程. 上海:第二军医大学出版社.

李国彰. 2005. 生理学实验教程. 北京:人民卫生出版社.

李玲. 2007. 机能学实验教程. 上海:第二军医大学出版社.

陆源,况伟,张红. 2005. 机能学实验教程. 北京:科学出版社.

缪利英,林国华. 2005. 杭白菊对离体蟾蜍心脏收缩的作用. 杭州师范学院学报(自然科学版),433～434,445.

裴建明. 2007. 生理学实验指导. 西安:第四军医大学出版社.

孙素珍,王玉中. 2008. 川穹水煎液对离体蟾蜍心功能的影响. 四川生理科学杂志,12～13.

王国杰. 2008. 动物生理学实验指导. 第 4 版. 北京:中国农业出版社.

王会平,林国华. 2005. 新编生理学实验教程. 杭州:浙江大学出版社.

王庭槐. 2004. 生理学. 北京:高等教育出版社.

徐海. 2004. 医学机能学实习教程. 北京:北京大学医学出版社.

徐淑云,2002. 卞如濂. 药理实验方法学. 第 3 版. 北京:人民卫生出版社.

尧林,杨双强,曹建光. 2008. 河豚毒素停搏液对心肌黏合连接的影响. 第四军医大学学报,1096～1099.

姚泰. 2003. 生理学.第 6 版. 北京:人民卫生出版社.

姚泰. 2005. 生理学(八年制规划教材). 北京:人民卫生出版社.

姚泰. 2006. 生理学. 北京:人民卫生出版社.

张才乔. 2008. 动物生理学实验. 北京:科学出版社.

郑先科. 2005. 机能实验科学. 北京:北京大学医学出版社.

朱健平. 2003. 生理科学实验教程. 北京:科学出版社.

附:各章自测题

第五章　血液系统实验

实验一　红细胞渗透脆性试验

1. 单选题

(1) 下列溶液中属于等渗溶液的是:(　　)。

A. 0.1% NaCl 溶液　　B. 5%葡萄糖溶液　　C. 2%尿素溶液

D. 5%葡萄糖盐水　　E. 9% NaCl 溶液

(2) 维持红细胞正常形态的重要因素是:(　　)。

A. 组织液胶体渗透压　　B. 血浆胶体渗透压　　C. 血浆晶体渗透压

D. 血浆白蛋白浓度　　E. 红细胞内血红蛋白含量

(3) 血浆中何种物质浓度改变时,可能引起组织水肿:(　　)。

A. 血浆 NaCl 浓度升高　　B. 血浆球蛋白浓度下降　　C. 血浆白蛋白浓度下降

D. 血浆 A/G 比值增大　　E. 血浆葡萄糖浓度升高

(4) 成熟红细胞在下列哪种溶液中易发生溶血:(　　)。

A. 0.65% NaCl 溶液　　B. 5%葡萄糖溶液　　C. 1.9%尿素溶液

D. 10%葡萄糖盐水　　E. 0.9% NaCl 溶液

2. 填空题

(1) 血浆蛋白中主要参与形成血浆胶体渗透压的是________;主要担负免疫功能的是________。

(2) 血浆中无机盐的生理作用主要有________、________、________和________。

(3) 当红细胞的表面积/容积之比增大时,红细胞的渗透脆性将________,其可塑性将________。

3. 简答题(请将简答题和论述题作业做在每次实验报告后,以便批改)

(1) 血浆渗透压的组成及其生理意义。

(2) 血液有何生理功能? 血液的生理功能与其成分有何关系?

4. 论述题

(1) 测定红细胞渗透脆性有何生理意义?

(2) 同一个体的红细胞的渗透脆性不一样,为什么?

(3) 红细胞置于 1.9%尿素溶液中会发生何种显现,为什么?

(4) 临床上输液为什么要使用等张溶液?

实验二　血液凝固实验

1. 单选题

(1) 启动外源性凝血途径的物质是(　　)。

A. 因子Ⅲ　　B. 因子Ⅶ　　C. PF3

D. Ca^{2+}　　E. 凝血酶原

(2) 血液凝固的最后阶段是(　　)。

A. 因子 X 被激活　　B. 纤维蛋白原变成纤维蛋白

C. 凝血酶原激活物的形成　　D. 外源性凝血途径启动

E. 凝血酶原变成凝血酶

2. 填空题

(1) 血小板具有________、________和________的生理功能。

(2) 维生素 K 可促进肝脏合成________凝血因子，故可加速机体凝血过程，而柠檬酸钠可________，故具有抗凝作用。

3. 简答题(请将简答题和论述题作业做在每次实验报告后，以便批改)

(1) 简述血液凝固的基本过程，分析影响血液凝固的因素。

(2) 试述血小板的生理特性及其功能。

(3) 简述纤维蛋白溶解的过程及其生理意义。

4. 论述题

(1) 血液从伤口流出，为什么会凝固？

(2) 测定凝血时间有何实际意义？

(3) 为什么妇女月经血不凝？

第六章　心血管系统实验

实验一　心肌兴奋性和起搏点

1. 单选题

(1) 心室肌的有效不应期较长，一直延续到(　　)。

A. 收缩期开始　　B. 收缩期中间　　C. 舒张期开始
D. 舒张期结束　　E. 舒张期结束以后

(2) 房-室延搁的生理意义是(　　)。

A. 使心室肌不会产生完全强直收缩　　B. 增强心肌收缩力
C. 使心室肌有效不应期延长　　D. 使心房、心室不会同时收缩
E. 使心室肌动作电位幅度增加

(3) 心脏的主要潜在起搏点是(　　)。

A. 窦房结　　B. 心房肌　　C. 房室交界
D. 心室肌　　E. 浦肯野纤维

(4) 在无神经和体液因素影响下，窦房结自动兴奋的频率为(　　)。

A. 90/min　　B. 80/min　　C. 75/min
D. 100/min　　E. 120/min

(5) 影响心肌自律性最重要的因素是(　　)。

A. 最大舒张电位水平　　B. 阈电位水平　　C. 0 期去极化的速度
D. 4 期自动去极化的速度　　E. 0 期去极化的速度与幅度

2. 填空题

(1) 心肌细胞的电生理特性________，________，________。

(2) 在心肌的特殊传导系统中，传导速度最快的是________，传导速度最慢的是________________________。

(3) 心肌各自律组织中，以________的自律性最高，为正常心脏活动的________________________点。

(4) 心肌自律细胞的特点是在动作电位的________期内有________________去极化。

3. 简答题(请将简答题和论述题作业做在每次实验报告后，以便批改)

(1) 心肌的有效不应期很长有何生理意义？

(2) 何谓心肌的自律性？自律性高低如何衡量？

4. 论述题

为什么正常情况下窦房结能控制潜在起搏点而主宰整个心脏的活动？

实验二　各种离子对心室肌活动的影响

1. 单选题

(1) 心室肌细胞动作电位的 2 期复极化形成与下列哪种因素有关(　　)。

A. Na^+内流与Ca^{2+}内流　B. Na^+内流与K^+外流　C. Ca^{2+}内流与K^+外流

D. Ca^{2+}内流与Cl^-内流　E. K^+外流与Cl^-内流

(2) 轻度高血钾导致心肌兴奋性升高的原因是(　　)。

A. 阈电位下降　B. 细胞膜对K^+的通透性增大

C. 细胞膜对Na^+的通透性增大　D. 细胞膜对Ca^{2+}的通透性增大

E. 静息电位与阈电位的距离变近

(3) 血钙升高心肌兴奋性降低的原因是(　　)。

A. 阈电位上移　B. 静息电位值减小　C. 阈电位下移

D. 平台期延长　E. 钠通道开放

(4) 细胞外Na^+浓度升高(　　)。

A. 快反应细胞传导性升高,自律性升高　B. 快反应细胞传导性降低,自律性降低

C. 快反应细胞传导性降低,自律性升高　D. 快反应细胞传导性升高,自律性降低

E. 心肌收缩力增强

(5) 心肌兴奋—收缩的耦联物是(　　)。

A. Ca^{2+}　B. K^+　C. Cl^-

D. Na^+　E. Mg^{2+}

2. 填空题

(1) 细胞外Ca^{2+}浓度增高,可使心肌细胞兴奋时的平台期Ca^{2+}内流________,因而心肌收缩力量________________。

(2) 心肌收缩的特点是________,________,________。

(3) 细胞外Na^+浓度降低,快反应细胞传导性________,自律性________。

3. 简答题(请将简答题和论述题作业做在每次实验报告后,以便批改)

(1) 离体蛙心为什么会有节律跳动？

(2) 细胞外Ca^{2+}降低对心肌生理特性有何影响？

4. 论述题

(1) 迷走神经末梢释放的神经递质对心肌生物电和收缩功能有何影响？

(2) 高Ca^{2+}任氏液与肾上腺素引起蛙心活动变化有何异同点？

实验三　心音听诊和血压测量

1. 单选题

(1) 第一心音的产生主要是由于(　　)。

A. 半月瓣关闭　B. 半月瓣开放　C. 房室瓣关闭

D. 房室瓣开放　E. 心室射血入大动脉,引起动脉管壁的振动

(2) 生理状态下影响舒张压的主要因素是(　　)。

A. 外周阻力　B. 心输出量　C. 大动脉管壁的弹性

D. 静脉回心血量　　E. 心率

(3) 平均动脉压大约等于(　　)。

A. 收缩压+1/3 脉压　　B. 舒张压+1/3 脉压　　C. 收缩压−1/3 脉压

D. 舒张压+2/3 脉压　　E.(收缩压+舒张压)/2。

(4) 下列关于体循环系统平均充盈压的叙述,正确的是(　　)。

A. 收缩压与舒张压的平均值

B. 表示血流量与阻力之间的关系

C. 表示血容量与血管容积之间的关系

D. 表示毛细血管压

E. 表示动脉压和静脉压的均值

(5) 收缩压相当于心动周期中哪一期末动脉内的压力(　　)。

A. 等容收缩期　　B. 快速射血期　　C. 减慢射血期　　D. 快速充盈期　　E. 减慢充盈期

2. 填空题

(1) 第一心音的音调________、持续时间________,表示心室开始________;其产生的原因是由于________突然关闭。

(2) 测量动脉血压时,通常________主要反映搏出量的多少,________主要反映外周阻力的大小。

(3) 收缩压正常值________,舒张压正常值________,脉压正常值________。

3. 简答题(请将简答题和论述题作业做在每次实验报告后,以便批改)

(1) 如何区别第一心音与第二心音?

(2) 如何确定收缩压和舒张压的数值?其机制如何?

4. 论述题

运动前后血压有何不同?为什么?

实验四　动脉血压的调节

1. 单选题

(1) 在下列哪种情况下,颈动脉窦的神经传入冲动会增加(　　)。

A. 平均动脉压升高　　B. 平均动脉压降低　　C. 动脉血 PO_2 升高

D. 动脉血 H^+浓度降低　　E. 静脉血中 PCO_2 降低

(2) 动物实验时,夹闭双侧颈总动脉可使(　　)。

A. 窦神经传入冲动增多　　B. 血压下降　　C. 心迷走中枢兴奋

D. 血管运动中枢抑制　　E. 血压升高

(3) 刺激迷走神经时(　　)。

A. 心率加快　　B. 心输出量增加　　C. 心肌收缩力增强

D. 心肌收缩力减弱　　E. 血压上升

(4) 下列物质中升血压作用最强的是(　　)。

A. 肾上腺素　　B. 肾素　　C. 去甲肾上腺素

D. 血管紧张素Ⅱ　　E. 缓激肽

(5) 阻断心交感神经对心肌兴奋作用的受体拮抗剂作用于(　　)。

A. α_1 肾上腺素能受体体　　B. α_2 肾上腺素能受　　C. β肾上腺素能受体

D. M 型胆碱能受体　　E. N 型胆碱能受体

2. 填空题

(1) 去甲肾上腺素与血管平滑肌________受体结合,使血管平滑肌________,血压________。

(2) 心交感神经兴奋时,其末梢释放的________ 和心肌细胞膜上的受体结合,可导致心率__________,兴奋经房室交界传导速度__________,心肌收缩力________,其作用可被________拮抗剂所阻断。

3. 简答题(请将简答题和论述题作业做在每次实验报告后,以便批改)

(1) 夹闭一侧颈总动脉与夹闭一侧股动脉对血压的影响有无不同?为什么?

(2) 机体在安静状态下,动脉血压是怎样保持相对稳定的?

4. 论述题

(1) 比较本实验所用各药物对心血管作用的特点。

(2) 动脉血压长时程调节机制包括哪些方面?

实验五 减压神经放电

1. 单选题

(1) 刺激减压神经可引起(　　)。

A. 血压下降 心率减慢　B. 血压升高 心率减慢　C. 血压下降 心率加快

D. 血压升高 心率加快　E. 血压下降 心率不变

(2) 减压反射的特点是(　　)。

A. 一种正反馈调节机制

B. 在平时不起作用

C. 当动脉血压下降时,压力感受器传入冲动增多

D. 它的生理意义在于使动脉血压保持相对稳定

E. 颈动脉体较主动脉弓压力感受器更为敏感

(3) 交感神经舒血管纤维末梢释放的递质是(　　)。

A. 肾上腺素　B. 乙酰胆碱　C. 去甲肾上腺素

D. 组织胺　E. 谷氨酸

(4) 动脉血压升高时,压力感受器牵张刺激作用加强,引起(　　)。

A. 减压神经传入冲动增多　B. 减压神经传出冲动减少　C. 减压神经传出冲动不变

D. 减压神经传入冲动减少　E. 减压神经传出冲动增多

(5) 窦内压在正常平均动脉压约为多少时,压力感受性反射最为敏感(　　)。

A. 100mmHg　B. 60mmHg　C. 80mmHg

D. 120mmHg　E. 140mmHg

2. 填空题

(1) 大多数支配血管的交感节后纤维末梢释放________与________受体结合,使血管平滑肌________,引起缩血管效应。

(2) 心迷走神经兴奋时,其末梢释放的________ 和心肌细胞膜上的________受体结合,可导致心率________,兴奋经房室交界传导速度________,心肌收缩力________,其作用可被________拮抗剂所阻断。

3. 简答题(请将简答题和论述题作业做在每次实验报告后,以便批改)

(1) 血管受哪些神经支配,各有何作用?

(2) 静脉注射乙酰胆碱后,血压与减压神经放电有何变化?为什么?

4. 论述题

(1) 刺激兔完整的减压神经及其中枢端均可引起血压下降,为什么?

(2) 动脉血压主要依靠什么神经调节机制维持其处于相对平衡状态?

第七章 呼吸系统实验

实验一 人体肺容量和肺通气量的测定

1. 单选题

(1) 关于肺总容量的叙述,下列哪一项是错误的(　　)。

A. 在不同个体,有年龄和性别的差异　　B. 与体型大小、运动锻炼情况有关

C. 是指肺所容纳的最大气量　　D. 因体位而异

E. 是肺活量与功能余气量之和

(2) 反映单位时间内充分发挥全部通气能力所达到的通气量称为(　　)。

A. 通气储量百分比　B. 最大通气量　C. 用力肺活量　D. 肺泡通气量　E. 深吸气量

(3) 正常人第一秒末的用力呼气量约为用力肺活量的(　　)。

A. 63%　B. 73%　C. 83%　D. 93%　E. 95%

2. 填空题

(1) 肺的弹性回缩力量由________和________决定。

(2) 肺的非弹性阻力是由________阻力、________阻力和________阻力组成。

(3) 肺活量等于________、________和________之和。

(4) 每分通气量等于________和________的乘积。

3. 简答题

(1) 肺通气的动力是什么?需要克服哪些阻力才能实现肺通气?

(2) 何谓肺泡表面活性物质?其生理功能如何?

(3) 肺活量与时间肺活量的意义有何不同?

(4) 为什么测量最大通气量时,只进行15s深呼吸,而不是1min?

4. 论述题

(1) 在一定呼吸频率范围内,深而慢的呼吸与浅快的呼吸相比,哪个更为有效?为什么?

(2) 何谓用力肺活量和用力呼气量?它们在诊断阻塞性肺部疾病中有何意义?

(3) 有A、B两人,其解剖无效腔均为150ml,A进行深慢呼吸,潮气量为1000ml,呼吸频率为8次/分。B进行浅快呼吸,潮气量为250ml,呼吸频率为32次/分。分别计算两人的每分通气量和肺泡通气量,哪个人的气体交换效果好?为什么?

实验二 呼吸运动的调节

1. 单选题

(1) 中枢化学感受器最敏感的直接刺激物是(　　)。

A. 血液中的CO_2　B. 脑脊液中的CO_2　C. 脑脊液中的H^+

D. 血液中的H^+　E. 血液中的氧分压下降

(2) 缺氧引起呼吸运动的增强是因为刺激了(　　)。

A. 外周化学感受器　B. 中枢化学感受器　C. 延髓呼吸中枢神经元

D. 脑桥呼吸中枢神经元　E. 脊髓运动神经元

(3) 血液中CO_2浓度对呼吸的调节主要是通过(　　)。

A. 刺激延髓外侧浅表部位　B. 直接刺激呼吸中枢　C. 刺激脑桥呼吸调整中枢

D. 刺激脊髓神经元　E. 肺牵张反射

(4) 关于肺牵张反射的正确叙述是(　　)。

A. 肺泡内存在牵张感受器　B. 感受器存在于肺泡壁
C. 参与人平静呼吸时的呼吸调节　D. 是由肺扩张或缩小引起的反射
E. 肺扩张反射的作用是切断呼气,转为吸气

2. 填空题

(1) ________和________是调节呼吸的重要外周化学感受器。
(2) 当动脉血中CO_2浓度________,O_2分压________时,可引起呼吸运动加强。
(3) 使氧离曲线右移的因素有________,________,________。

3. 简答题(请将简答题和论述题作业做在每次实验报告后,以便批改)

(1) 呼吸的外周化学感受器是什么? 其适宜刺激是什么?
(2) 切断家兔双侧颈迷走神经时,呼吸有何变化? 为什么?

4. 论述题

(1) 为什么慢性阻塞性肺病患者不能吸高浓度氧?
(2) 为什么临床上易出现缺O_2而不易发生CO_2潴留?
(3) 试述CO_2、H^+和O_2对呼吸的调节?

实验三　胸内负压和气胸的观察

1. 单选题

(1) 平静呼吸时肺内压在下列哪一个时相中低于大气压(　　)。
A. 吸气初　B. 吸气末　C. 呼气初　D. 呼气末　E. 停止呼吸时
(2) 维持胸膜腔内负压的必要条件是(　　)。
A. 呼吸道存在一定阻力　B. 胸膜腔密闭　C. 呼气肌收缩
D. 吸气肌收缩　E. 吸气肌舒张
(3) 胸膜腔内压的数值是(　　)。
A. 大气压－非弹性阻力　B. 大气压-弹性阻力　C. 大气压-肺表面张力
D. 大气压-肺回缩力　E. 大气压-肺弹性纤维回位力
(4) 人工呼吸的原理是人为地造成(　　)。
A. 肺内压与胸内压的压力差　B. 肺内压与大气压的压力差
C. 腹内压与大气压的压力差　D. 胸内压与大气压的压力差
E. 肺内压与腹内压的压力差

2. 填空题

(1) 胸膜腔内压在________做________动作时可以为正压。
(2) 吸气末,肺内压________大气压,胸内压________大气压。

3. 简答题

当出现气胸时,机体会发生哪些变化?

4. 论述题

胸内负压是如何形成的? 有何生理意义?

第八章　尿生成的影响因素

1. 单选题

(1) 哺乳动物生成尿液的部位是(　　)。
A. 肾小球和肾小囊　B. 肾小体和肾小管　C. 远曲肾小管和集合管
D. 肾单位和集合管　E. 皮质肾单位和近髓肾单位

(2) 随着平均动脉血压的降低，原尿量的生成将会(　　)。

A. 增多　　B. 减少　　C. 只有平均动脉血压低于 70mmHg 后才会减少

D. 不一定　　E. 没变化

(3) 大量快速静脉输入生理盐水时，尿量增多的主要原因是(　　)。

A. 肾小球毛细血管血压升高　　B. 血浆胶体渗透压降低　　C. 肾小囊内压降低

D. 肾血浆量增多　　E. 血浆晶体渗透压降低

(4) 髓袢降枝细段对下述哪种物质有高度通透性(　　)。

A. Na^+　　B. Ca^+　　C. Cl^-　　D. K^+　　E. 水

(5) 肾小管内液从哪段开始变为低渗液(　　)。

A. 近球小管　　B. 髓襻降枝细段　　C. 髓襻升枝细段

D. 髓襻升枝粗段　　E. 远球小管

(6) 静脉输入葡萄糖时，尿量增多的主要原因是(　　)。

A. 肾小球毛细血管血压升高　　B. 血浆胶体渗透压降低　　C. 肾小囊内压降低

D. 肾血浆量增多　　E. 渗透性利尿

(7) 静脉输入抗利尿激素，尿量减少的主要原因是(　　)。

A. 集合管水通透性增加　　B. 集合管水通透性降低　　C. 交感神经兴奋

D. 迷走神经兴奋　　E. 血浆晶体渗透压降低

(8) 静脉输入速尿，尿量增多的主要原因是(　　)。

A. 集合管水通透性增加　　B. 集合管水通透性降低　　C. 近曲小管和髓袢重吸收减少

D. 醛固酮分泌　　E. 血浆晶体渗透压降低

(9) 刺激迷走神经，尿量减少的主要原因是(　　)。

A. 集合管水通透性增加　　B. 近曲小管水通透性降低　　C. 血压降低过多

D. 肾素分泌　　E. 渗透性利尿

(10) 静脉输入去甲肾上腺素，尿量减少的主要原因是(　　)。

A. 肾小动脉血管收缩和重吸收增加　　B. 集合管水通透性降低

C. 醛固酮分泌　　D. 迷走神经兴奋

E. 血浆胶体渗透压降低

2. 填空题

(1) 肾脏的重要调节作用包括________、________和________等。

(2) 呋塞米快速利尿的作用部位是________，主要通过抑制同向转运体重吸收________、________和________所致。

(3) 糖尿病患者多尿其机制属于________，大量饮清水引起的多尿属于________，高血压患者多尿属于________；神经垂体束损伤引起的尿崩症是由________所致。

(4) 正常成人清晨空腹血糖值为________，肾糖阈是指________，其值约为________。

(5) 可用于测定肾脏排泄率的物质有________和________等。

(6) 大量失血后对尿量的影响是________；此时需采取的措施是________。

(7) 麻醉浅了，动物在手术过程中挣扎会出现________，之后会出现尿量________。

(8) 手术中可能会导致动物体温过低，此时对尿量的影响是________。

(9) 麻醉适度的特征包括________、________和________等。

(10) 肾素是由________分泌的；醛固酮是由________分泌的。

3. 简答题

(1) 试分析皮质肾单位和近髓肾单位的特点和意义？

(2) 血浆、原尿和终尿在质和量上有何明显区别? 为什么?

(3) 临床上对颅脑外伤患者快速静脉滴注20%甘露醇,有何重要意义?

(4) 临床体检中检查泌尿、生殖系统时做B超需要憋尿,你认为怎样饮水才能在短时间产生足够的尿量?

(5) 渗透性利尿。

(6) 肾血流量自身调节。

4. 论述题

(1) 试述肾脏完成泌尿功能的过程和调节机制。

(2) 正常人体排尿反射是如何进行的? 分析排尿反射的临床异常表现和可能机制。

(3) 注射抗利尿激素引起少尿的原理。

(4) 刺激迷走神经引起少尿的原理。

第九章 感官系统实验

1. 单选题

(1) 专门感受机体内、外环境变化的结构或装置称为(　　)。

A. 受体　B. 感受器　C. 分析器　D. 感觉器官　E. 特殊器官

(2) 以下关于眼的调节的叙述,哪一项是错误的(　　)。

A. 是神经反射　B. 使晶状体变凸　C. 使瞳孔缩小　D. 使两眼视轴向鼻侧会聚

E. 增加折光系统的球面像差和色像差

(3) 视网膜上只有视锥细胞而没有视杆细胞分布的部位是(　　)。

A. 黄斑中央凹　B. 视神经乳头　C. 视网膜中心　D. 视网膜周边　E. 视网膜颞侧

(4) 视杆细胞中的感光色素是(　　)。

A. 视蛋白　B. 视黄醛　C. 视紫红质　D. 视紫蓝质　E. 视色素

(5) 产生夜盲症的原因是(　　)。

A. 视蛋白合成障碍　B. 视黄醛合成过多

C. 视紫红质缺乏　D. 视紫蓝质缺乏

E. 维生素E供应不足

(6) 暗适应的产生机制主要与视网膜哪种细胞中的视紫红质的合成增强有关(　　)。

A. 视锥细胞　B. 视杆细胞　C. 双极细胞　D. 水平细胞　E. 无长突细胞

(7) 三原色学说设想在视网膜中存在对三种色光特别敏感的三种视锥细胞(　　)。

A. 蓝、绿、白　B. 红、绿、白　C. 红、绿、黄　D. 蓝、绿、红　E. 蓝、绿、黄

(8) 前庭器官指(　　)。

A. 球囊　B. 椭圆囊　C. 半规管　D. 半规管和壶腹

E. 半规管、椭圆囊和球囊

(9) 能感受人体以身体长轴为轴所作的旋转变速运动的装置是(　　)。

A. 垂直半规管　B. 水平半规管　C. 椭圆囊　D. 球囊　E. 囊斑

(10) 位于椭圆囊和球囊的囊斑结构中的毛细胞的适宜刺激是(　　)。

A. 角匀速运动　B. 负角加速运动　C. 正角加速运动

D. 人体各种方向的直线匀速运动　E. 人体各种方向的直线变速运动

(11) 安静状态下,眼的折光系统正好把6米以外的物体成像在视网膜之后。来自近于6米的物体的光线经折射后将成像在视网膜上。但正常眼在看近物时也很清楚。这是由于眼在看近物时发生了(　　)。

A. 适应　B. 调节反射　C. 瞳孔缩小　D. 悬韧带放松
E. 晶状体弹性变化

(12) 单眼固定的注视前方不动,此时该眼所能看到的范围称为视野。在同一光照条件下,下列哪种颜色的视野最大(　　)。

A. 红色　B. 黄色　C. 蓝色　D. 绿色　E. 白色

(13) 飞机下降时,若感到鼓膜疼痛,应做吞咽动作,通过咽鼓管使鼓室内压与下列哪项结构的压力之间取得平衡(　　)。

A. 内耳　B. 鼻咽部　C. 蜗管　D. 前庭阶　E. 鼓阶

(14) 声波振动通过听骨链到达卵圆窗膜,压力变化传给耳蜗内液体,引起基底膜振动,基底膜振动以行波方式传播。当耳蜗顶部受损时主要影响(　　)。

A. 低频听力　B. 中频听力　C. 高频听力　D. 低强度听力　E. 高强度听力

(15) 某儿童在游乐园坐旋转椅游玩时,突然出现恶心、呕吐、眩晕、皮肤苍白等现象,分析最可能的原因是产生了(　　)。

A. 低血压　B. 低血糖　C. 脑缺血　D. 低血钙
E. 前庭自主神经性反应

2. 填空题

(1) 视细胞是感光细胞,分________和________两种。

(2) 视觉是由________、________和________的共同活动完成的。

(3) 眼的调节主要靠________的改变、________和________,以上三者合称视近调节的三重反应。

(4) 非正视眼包括________、________和________三种,可分别用________、________、________和矫正。

(5) 视锥细胞主要分布在视网膜________处,而视杆细胞主要分布在视网膜________部。

(6) 瞳孔对光反射中枢在________。

(7) 具有感受色光功能的是________系统,而只具有区别明暗功能的是________系统。

(8) 听觉器官由________、________和________三部分所组成。

(9) 球囊和椭圆囊的适宜刺激是________运动,半规管壶腹嵴的适宜刺激是________运动。

(10) 感音性耳聋的________导与________导同样受损。

3. 问答题

(1) 试分析视网膜、视神经或视觉传导通路和视觉中枢功能发生障碍时对视野的影响?

(2) 夜盲症患者的视野将会发生什么变化?为什么?

(3) 何为视觉三原色学说?

(4) 何为生理性盲点?既然两眼视网膜上部都存在生理性盲点,为什么我们平时看物体时并没有发觉它们的存在?

(5) 听阈和听域相同吗?为什么?

第十章　神经系统实验

1. 单选题

(1) 神经纤维中相邻两个锋电位的时间间隔至少应大于其(　　)。

A. 低常期　B. 超常期　C. 绝对不应期
D. 相对不应期　E. 绝对不应期加相对不应期

(2) Renshaw 细胞轴突末梢与脊髓前角运动神经元形成的突触所释放的递质是(　　)。

A. γ氨基丁酸　B. 甘氨酸　C. Ach

D. NE　　E. 多巴胺

(3) 反射弧中枢部分兴奋传布的特征是(　　)。

A. 双向传导　　B. 单向传布　　C. 相对不疲劳性

D. 生理完整性　　E. 绝缘作用

(4) 总合的结构基础为(　　)。

A. 单线式联系　　B. 辐散式联系　　C. 聚合式联系

D. 环状联系　　E. 链锁式联系

(5) 交互抑制的形成是由于(　　)。

A. 兴奋性递质释放减少　　B. 兴奋性递质破坏过多　　C. 抑制性中间神经元兴奋

D. 抑制性中间神经元抑制　　E. 兴奋性中间神经元抑制

2. 填空题

(1) 神经纤维传导兴奋的特征________,________,________,________。

(2) 神经胶质细胞的功能________,________,________,________,________,________,________,________。

(3) 中枢兴奋传播的特征________,________,________,________,________。

3. 简答题

(1) 何谓神经递质?

(2) 简述突触的分类?

(3) 举例解释交互抑制现象和意义?

(4) 举例解释回返性抑制现象和意义?

4. 论述题

(1) 试述外周神经递质及受体。

(2) 试述突触传递的机制。

(3) 试述突触前抑制的机制和意义?

第十一章　细胞生物电实验

实验一　制备蟾蜍坐骨神经-腓肠肌标本

1. 单选题

(1) 人体生理学的任务是阐明(　　)。

A. 人体物理、化学变化的规律　　B. 人体正常细胞的生理功能

C. 人体正常生命活动的规律　　D. 整体与环境之间的关系

E. 人体组织器官的功能

(2) 可兴奋细胞包括(　　)。

A. 神经细胞、肌细胞　　B. 肌细胞、腺细胞

C. 神经细胞、腺细胞　　D. 神经细胞、肌细胞、腺细胞

E. 神经细胞、肌细胞、骨细胞

(3) 类似于蛙类动物细胞生存的内环境是(　　)。

A. 生理盐水　　B. 任氏液　　C. 台式液

D. 克氏液　　E. 乐氏液

(4) 骨骼肌兴奋收缩-耦联中起关键作用的离子是(　　)。

A. Na^+　　B. Ca^{2+}　　C. Cl^-

D. K^+　　E. Mg^{2+}

(5) 制备蛙坐骨神经-腓肠肌标本属于(　　)。

A. 急性实验　　B. 急性离体实验　　C. 慢性实验

D. 急性在体实验　　E. 以上都不是

2. 填空题

(1) 在神经肌肉接头处,兴奋过程中起关键作用的物质是________,该物质可被________水解而迅速失活。

(2) 骨骼肌兴奋收缩-耦联的结构基础是________。

(3) 细肌丝主要由________、________和________三种蛋白组成。

(4) 骨骼肌收缩和舒张的基本功能单位是________,它包含一个位于中央的________和两侧各1/2的________。

(5) 检测坐骨神经-腓肠肌标本兴奋性的常用器械是________。

3. 简答题(请将简答题和论述题作业做在每次实验报告后,以便批改)

(1) 如何检测神经一肌肉标本的兴奋性?

(2) 制备好的坐骨神经-腓肠肌标本为什么要浸泡在任氏液中?

(3) 标本制备过程中,为什么避免压榨、损伤、过度牵拉神经和肌肉?

4. 论述题

(1) 蟾蜍坐骨神经的兴奋是如何传到腓肠肌的?

(2) 腓肠肌收缩的机制是什么?

实验二　刺激强度与反应的关系

1. 单选题

(1) 衡量组织兴奋性高低的指标是(　　)。

A. 刺激强度　　B. 阈值　　C. 肌肉收缩

D. 腺体分泌　　E. 动作电位

(2) 神经细胞动作电位的幅值取决于(　　)。

A. 刺激强度　　B. 刺激持续时间　　C. K^+和Na^+的平衡电位

D. 阈电位水平　　E. 兴奋性高低

(3) 可兴奋细胞受到阈上刺激时的共同表现是(　　)。

A. 收缩　　B. 分泌　　C. 神经冲动

D. 产生动作电位　　E. 产生局部电位

(4) 关于刺激强度与刺激时间的关系是(　　)。

A. 刺激强度小于基强度时,延长刺激时间即可引起组织兴奋

B. 刺激强度等于基强度时,缩短刺激时间即可引起组织兴奋

C. 刺激时间等于时值时,刺激强度为基强度即可引起组织兴奋

D. 刺激时间小于时值时,无论刺激强度有多大,均不能引起组织兴奋

E. 以上说法都不是

(5) 可兴奋组织的强度-时间曲线上任何一点代表一个(　　)。

A. 强度阈值　　B. 时间阈值　　C. 时值

D. 利用时　　E. 具有一定强度和时间特性的阈刺激

2. 填空题

(1) 生物体对刺激的反应形式可以表现________和________两种。

(2) 引起组织产生动作电位的刺激条件包括________,________和________。

(3) 保持一定的刺激时间不变,引起组织发生兴奋的________刺激强度,称为阈值。

(4) 在一定范围内,随着刺激强度的增大,骨骼肌的收缩力________。

(5) 组织兴奋后处于________期时,其兴奋性为零;处于________期时,兴奋性在恢复,但仍低于正常;之后细胞还会经历________期和低常期。

3. 简答题(请将简答题和论述题作业做在每次实验报告后,以便批改)

(1) 如何鉴别(比较)两个可兴奋组织兴奋性的高低?

(2) 简述兴奋性与兴奋的区别与联系。

(3) 什么是最适强度?它与阈强度有何区别?

4. 论述题

(1) 神经细胞接受一次阈刺激或阈上刺激发生兴奋后,其兴奋性有何变化,为什么?

(2) 为什么在阈刺激和最大刺激之间,收缩反应随刺激强度而相应增加?

实验三　骨骼肌的单收缩与强直收缩

1. 单选题

(1) 肌肉的初长度取决于(　　)。

A. 被动张力　B. 前负荷　C. 后负荷

D. 前负荷和后负荷之和　E. 前负荷和后负荷之差

(2) 能够引起肌肉发生完全性强直收缩的最低频率取决于(　　)。

A. 肌肉的兴奋性　B. 单收缩的持续时间　C. 刺激强度

D. 阈值大小　E. 以上都不是

(3) 前负荷对肌肉收缩的影响表现为(　　)。

A. 前负荷加大时,肌肉最大张力随之增大

B. 超过最适前负荷时,肌肉最大张力随之减小

C. 最适前负荷可使肌肉产生最佳收缩效果

D. 最适前负荷使肌肉处于最适初长度

E. 以上都是

(4) 给骨骼肌一连串刺激,当新的刺激落在前次收缩的舒张期引起的收缩称(　　)。

A. 等长收缩　B. 等张收缩　C. 单收缩

D. 不完全强直性收缩　E. 完全强直性收缩

(5) 在中等程度后负荷时,肌肉开始缩短后即表现为(　　)。

A. 等长收缩　B. 等张收缩　C. 单收缩

D. 不完全强直性收缩　E. 完全强直性收缩

2. 填空题

(1) 随着刺激频率的加快,骨骼肌可由单收缩变为________和________。

(2) 肌肉收缩的能力取决于兴奋收缩-耦联过程中________浓度和________活性等因素。

(3) 肌肉的单收缩曲线可分为________、________和________三期。

(4) 在完整机体内,骨骼肌的收缩形式大多属于________和________收缩。

(5) 前负荷决定肌肉收缩前的________;后负荷决定肌肉收缩时________。

3. 简答题(请将简答题和论述题作业做在每次实验报告后,以便批改)

(1) 简述不完全强直收缩和完全强直收缩的概念和机制。

(2) 在地球上使用相同力量提两桶重量分别为 200g 和 500g 的水,哪桶水先提起来?为什么?

4. 论述题

(1) 影响骨骼肌收缩的因素有哪些？如何影响的？

(2) 为什么随着刺激频率增高，肌肉的收缩幅度也不断增大？

实验四 神经干的动作电位

1. 单选题

(1) 膜的去极化表现为(　　)。

A. 细胞膜受刺激时内负外正的状态　B. 细胞受刺激后内正外负的状态

C. 膜电位绝对值减小　D. 膜电位绝对值增大

E. 膜电位先增大再减小

(2) 神经纤维中相邻两个峰电位的时间间隔至少应大于其(　　)。

A. 相对不应期　B. 绝对不应期　C. 超常期

D. 低常期　E. 绝对不应期和相对不应期之和

(3) 可兴奋组织兴奋的客观标志是(　　)。

A. 物质分解　B. 能量释放　C. 肌肉收缩

D. 腺体分泌　E. 动作电位

(4) 静息电位产生的原理是由于(　　)。

A. K^+外流　B. K^+内流　C. Ca^{2+}内流

D. Na^+内流　E. Na^+外流

(5) 描记神经干单向动作电位时需要用(　　)。

A. 一对电极，均置于正常部位　B. 一对电极，均置于损伤部位

C. 一个电极，置于正常部位　D. 一个电极，置于损伤部位

E. 一对电极，置于正常部位和损伤部位

2. 填空题

(1) 神经纤维动作电位的离子基础是：去极化是由________引起的，复极化是由________引起的。

(2) 在离体实验中，如果用胆碱代替浸浴液中的 Na^+，则单根神经纤维动作电位将________________________。

(3) 当神经细胞受刺激，局部产生去极化达到________水平时，________通道大量开放，从而引起动作电位。

(4) 在同一细胞上动作电位的传导机制是通过兴奋部位与________之间产生________而实现。

(5) 动作电位具有________和________的特征。

(6) 局部电位可以由它的产生部位向周围做短距离的扩布，这种形式的扩布称为________________________。

3. 简答题(请将简答题和论述题作业做在每次实验报告后，以便批改)

(1) 比较局部电位和动作电位的不同。

(2) 什么是动作电位的“全或无”现象？它在兴奋的传导中有何意义？

(3) 实验室常采用哪种方法记录蟾蜍或蛙坐骨神经的动作电位？

4. 论述题

(1) 什么是静息电位？它是怎么形成的？

(2) 什么是动作电位？它是由哪些部分组成的？各部分的产生原理是什么？一般在论述动作电位以哪一部分为代表？